Jochen Schleimer

Homöopathische Urtinkturen

Dr. med. Jochen Schleimer

Homöopathische Urtinkturen

Therapie-Leitfaden

Unter Mitwirkung von
Caroline Weishaupt

Sonntag

Die Deutsche Bibliothek – CIP-Einheitsaufnahme

Ein Titeldatensatz für diese Publikation ist bei
Der Deutschen Bibliothek erhältlich

Anschrift des Verfassers:

Dr. med. Jochen Schleimer
Waltramstr. 3
81547 München

Caroline Weishaupt
Am Bürgerwald 93
84524 Neuötting

Wichtiger Hinweis
Medizin als Wissenschaft ist ständig im Fluß. Forschung und klinische Erfahrung erweitern unsere Kenntnisse, insbesondere was Behandlung und medikamentöse Therapie anbelangt. Soweit in diesem Werk eine Dosierung oder eine Applikation erwähnt wird, darf der Leser zwar darauf vertrauen, daß Autoren, Herausgeber und Verlag größte Mühe darauf verwandt haben, daß diese Angabe genau dem **Wissensstand bei Fertigstellung** des Werkes entspricht. Dennoch ist jeder Benutzer aufgefordert, die Beipackzettel der verwendeten Präparate zu prüfen, um in eigener Verantwortung festzustellen, ob die dort gegebene Empfehlung für Dosierungen oder die Beachtung von Kontraindikationen gegenüber der Angabe in diesem Buch abweicht. Das gilt nicht nur bei selten verwendeten oder neu auf den Markt gebrachten Präparaten, sondern auch bei denjenigen, die vom Bundesgesundheitsamt (BGA) oder Paul-Ehrlich-Institut (PEI) in ihrer Anwendbarkeit eingeschränkt worden sind.
Geschützte Warennamen (Warenzeichen) werden nicht besonders kenntlich gemacht. Aus dem Fehlen eines solchen Hinweises kann also nicht geschlossen werden, daß es sich um einen freien Warennamen handele.

ISBN 3-87758-151-X

Printed in Germany 2000
Gesamtherstellung: Pustet, Regensburg
Grundschrift: 9.5/10.5 Gulliver

Inhaltsverzeichnis

I. Einführung

II. Materia medica für die innerliche Anwendung

III. Materia medica für die äußerliche Anwendung

IV. Anhang

I.
Einführung

1. Die Entwicklung

Selbst in Fachkreisen bringt man den Begriff *»Homöopathie«* häufig als erstes mit der Behandlung mittels potenzierter (»verdünnter«) Arzneien in Zusammenhang. Dabei wird vergessen, daß SAMUEL HAHNEMANN zwar bereits 1796 mit seiner Idee ans Licht der Öffentlichkeit trat, jedoch erst 1827 den Begriff des »Potenzierens« einführte.
Am Anfang stand also nicht die Dynamisierung der Arznei, sondern das »Homöopathische Prinzip«. Somit ist die Potenzierung kein unerläßlicher Bestandteil der Ähnlichkeitstherapie (Similia similibus curentur) wie die Simileregel oder der Arzneiversuch am gesunden Menschen.
Hinsichtlich des Arzneimittels ergibt sich einwandfrei:

▶ **Am Anfang stand die Urtinktur!**

Von den vielen Entdeckungen des Arztes, Chemikers und Pharmazeuten HAHNEMANN ist sicher die Pflanzenverarbeitung durch Zusatz von Weingeist zu den frisch gepreßten Pflanzensäften eines seiner größten Verdienste auf pharmazeutischem Gebiet.

§ 266 »Organon«: »Die Substanzen des Thier- und Pflanzen-Reiches sind in ihrem rohen Zustande am arzneilichsten.«

§ 267 »Organon«: »Der Kräfte der einheimischen und frisch zu bekommenden Pflanzen, bemächtigt man sich am vollständigsten und gewißesten, wenn ihr ganz frisch ausgepreßter Saft *unverzüglich* mit gleichen Theilen Schwamm-zündenden Weingeistes wohl gemischt wird. Von dem nach Tag und Nacht in verstopften Gläsern abgesetzten Faser und Eiweiß-Stoffe wird dann das Helle abgegossen, zum Verwahren für den arzneilichen Gebrauch. Von dem zugemischten Weingeiste wird alle Gährung des Pflanzensaftes augenblicklich gehemmt und die ganze Arzneikraft des Pflanzensaftes erhält sich so (vollständig und unverdorben) *auf immer*, in wohl verstopften, an der Mündung mit geschmolzenem Wachse gegen alle Verdünstung des Inhaltes wohl verdichteten und vor dem Sonnenlichte verwahrten Gläsern.«

Es sind daher diese homöopathischen Tinkturen, die Ur-Tinkturen, die bei den frisch zu erhaltenden, preßbaren Pflanzen das Ausgangsprodukt für die spätere Verarbeitung, das Potenzierungsverfahren, darstellen. Die

homöopathischen Tinkturen waren wegen ihrer Qualität bald auch im Lager von Hahnemanns Kritikern anerkannt.
Die Herstellung der Urtinkturen ist durch das *Homöopathische Arzneibuch* (HAB) geregelt.
Unter dem weiterführenden Aspekt, die Möglichkeiten der homöopathischen Heilkunst in ihrer ganzen Vielfalt zu erforschen und zum Wohle der Patienten zu nutzen, ist es daher unbedingt von Vorteil, das Behandeln mit Urtinkturen wieder in die tägliche Praxis einzuführen.
Zwar weisen die Statistiken der Hersteller homöopathischer Arzneimittel momentan noch eine schwächere Nachfrage nach Urtinkturen und auch ersten Verdünnungen aus, doch werden immer mehr fortgeschrittene Homöopathen auf diese urhomöopathischen Arzneimittel zurückgreifen, sobald sie deren erhebliche Vorteile und Nutzungsmöglichkeiten erkennen.

2. Die Homöopathische Arznei

2.1 Herstellung und Bezeichnung

Die Herstellung homöopathischer Arzneien ist streng geregelt. Die Grundlage dafür ist das *Homöopathische Arzneibuch*, dessen Vorschriften noch auf den Anweisungen Hahnemanns fußen.

- Homöopathische Medikamente existieren in verschiedenen Zubereitungen und Darreichungsformen; »flüssige« Zubereitungen sind **Urtinkturen** und Lösungen sowie deren flüssige Verdünnungen (**Dilutionen**); »feste« Zubereitungen sind Verreibungen, deren feste Verdünnungen (**Triturationen**). Die verschiedenen Konzentrationsgrade dieser Zubereitung werden durch Potenzierung erhalten.
- Unter **Potenzierung** wird nachfolgend die stufenweise Verdünnung fester oder flüssiger Zubereitungen nach der jeweils angegebenen Vorschrift verstanden.
- Die **Verdünnungsgrade** werden in der Regel durch die Zahl der Verdünnungsstufen im Herstellungsgang entsprechend dem Verdünnungsverhältnis gekennzeichnet.
- Das Zeichen **»D«** kennzeichnet die im Verhältnis **1 : 10**, das Kennzeichen **»C«** die im Verhältnis **1 : 100** hergestellten Verdünnungen. Die Angabe »im Verhältnis 1 : 10« bedeutet das Verarbeiten von einem Teil eines Arzneistoffes mit neun Teilen Verdünnungsmittel. Entsprechend bedeutet die Angabe »im Verhältnis 1 : 100« das Verarbeiten von einem Teil Arznei mit 99 Teilen Verdünnungsstoff.
- Eine den Zeichen **»D«** oder **»C«** hinzugefügte Zahl kennzeichnet in der Regel die **Anzahl der Verdünnungsschritte**.

2.1.1 Homöopathische Urtinktur

Urtinkturen sind Mischungen pflanzlicher Preßsäfte mit Äthanol (Alkohol) oder Auszüge aus frischen oder getrockneten Pflanzen sowie deren Absonderungen, Pflanzenteilen, Pflanzenbestandteilen, Tieren, Teilen von Tieren sowie deren Absonderungen mit den flüssigen Arzneiträgern.

- ▶ Die Urtinktur entspricht vereinbarungsgemäß der **ersten Dezimalverdünnung**. Deswegen kann man als Zeichen für **Urtinktur (= Ø)** auch die Angabe **D1** verwenden.
- ▶ Der Ausgangsstoff flüssiger Darreichungsformen homöopathischer

Arzneimittel ist die **Urtinktur**, die im allgemeinen mit dem Kurzzeichen Ø abgekürzt wird.

In der französischen Homöopathie verwendet man die Bezeichnung »TM« als Abkürzung für »Tincture mère« = Muttertinktur. In der englischsprachigen Homöopathie, vor allem aber in der englischen Literatur, wird die Abkürzung »Q« verwendet.

Wichtiger Hinweis:

▶ **Urtinkturen sind alkoholhaltige Arzneimittel.** Je nach Herstellungsvorschrift enthält die Urtinktur etwa 43% reinen Alkohols, d. h. sie ist stärker als Weinbrand oder Whisky. Diesen Umstand muß der Verordner mit in seine Überlegungen einbeziehen, wenn er beispielsweise Urtinkturen einem Alkoholiker oder alkoholkranken Patienten verordnet.

2.2 Therapeutische Bedeutung und Verfügbarkeit

Von offizieller Seite besteht gegenüber der Homöopathie eine zwiespältige Einstellung: Zum einen wird die Wirkungsweise der Homöopathie in Abrede gestellt, meist mit dem Hinweis nicht etwa auf das homöopathische Prinzip sondern auf die Potenzierung der Arzneien, die selbst dann noch Wirkung entfalten können, wenn sie jenseits des physikalischen Vorstellungsvermögens der meisten Menschen stehen.

Zum anderen wird in völlig unlogischer Weise davor gewarnt, homöopathische Mittel unterhalb der zehnten Potenzierungsstufe – also in einer Verordnung > **D10** – einzunehmen, da einige Medikamente krebserregend sein könnten.

Dazu ist nur zu sagen, daß die Homöopathie im Verlauf ihrer über 200 Jahre dauernden Geschichte noch nie gezwungen war, wegen unerwünschter Nebenwirkungen auch nur ein einziges Medikament aus ihrem Arzneischatz vom Markt zurückzuziehen, während sich im Bereich der nichthomöopathischen Medizin Arzneimittelskandale eher häufen.

So ergab eine kanadische Metastudie, daß Nebenwirkungen von Medikamenten inzwischen die vierthäufigste Todesursache darstellen.

▶ Trotzdem hat die so vorgebrachte Polemik dazu geführt (in Verbindung mit anderen Faktoren, auf die nicht näher eingegangen werden soll), daß immer weniger homöopathische Medikamente in der Urtinktur erhältlich sind. Die Situation hat sich inzwischen allerdings zum Besseren gewandelt. Bezüglich der Bezugsquellen homöopathischer Medikamente wird auf den Anhang verwiesen.

Ein anderes Problem der Behandlung mit Urtinkturen hängt mit der Geschichte mit der Homöopathie zusammen. Nach ihrer Blüte in den deutschen Staaten während der ersten Hälfte des 19. Jahrhunderts breitete sich die Homöopathie rasend schnell in den Vereinigten Staaten besonders im Bereich der Ostküste aus, unter anderem aufgrund des großen Einflusses aus Deutschland stammender homöopathischer Behandler. Die USA wurden zum gelobten Land auch der Homöopathie bis jene aus Deutschland stammende Behandlungsmethode im Zuge der antideutschen Stimmung vor dem Eintritt der USA in den Ersten Weltkrieg schnell und kläglich abstarb.
Heute ist Indien das Land mit den meisten homöopathischen Ärzten und dem größten Erfahrungsschatz auf dem Gebiet der Homöopathie. Die indische Homöopathie übernahm nicht nur den gesamten Arzneimittelschatz der deutschen und amerikanischen Vorgänger sondern brachte zudem die Kenntnis der Arzneimittellehre des Ajurveda ein. Die indische Pharmakopoe verfügt über doppelt so viele Arzneimittel wie die westliche. Viele Medikamente, deren Verordnung für den indischen Homöopathen gang und gäbe sind, können in Deutschland auch von gewöhnlich gut sortierten Herstellern nicht erhalten werden oder sind gar nur Spezialisten bekannt.

2.3 Spezielle Wirkung und Wirksamkeit von Urtinkturen

Wie weiter oben dargelegt, ist primär die Wahl des homöopathischen Arzneimittels nach dem **Ähnlichkeitsprinzip** für die Heilung verantwortlich und nicht der Grad der Potenzierung des Arzneimittels. Diese Aussage ist jedoch nur bedingt richtig. Bestimmte **Urtinkturen** sind so **giftig**, daß ihre Gabe in kurzer Zeit zum Tode führen würde. Hierher gehören beispielsweise die Schlangengifte und die Arsenverbindungen. Ihre segensreiche Wirkung können solche Mittel nur dann entfalten, wenn sie entsprechend den Vorschriften des homöopathischen Arzneibuches potenziert bzw. verdünnt worden sind.

- Anders liegt der Fall bei homöopathischen Mitteln wie **Natrium muriaticum**. Es handelt sich dabei um Kochsalz. In der Urtinktur ist Kochsalz nur recht wenig arzneilich wirksam. Als potenziertes Arzneimittel dagegen gehört es zu den mächtigsten Waffen im Arsenal eines homöopathischen Behandlers.
- Mittel wie **Avena sativa** (Hafer) oder **Passiflora incarnata** (Passions-

frucht) wirken fast nur als nicht potenzierte Arzneimittel, also in der Urtinktur.

Die meisten anderen homöopathischen Arzneimittel liegen zwischen den beiden oben aufgespannten Polen des Wirkungsspektrums.

Urtinkturen haben jedoch einige **Vorzüge**, die potenzierte Arzneien nicht haben.

❶ Sie wirken auch dann, wenn das **Simile** nicht genau getroffen wurde.

❷ Ein anderes, stärkeres Argument für die Verordnung von Urtinkturen ist deren **schnelle Wirksamkeit**. Manche Urtinkturen wirken fast im Sinne eines *Sekundenphänomens*, so daß es leichtfällt, auch das Vertrauen skeptischer Patienten zu gewinnen. Vor allem aber gewinnt man dann Zeit, wenn ein chronisches Miasma vorliegt und man unbeeinflußt durch akute Krankheitserscheinungen eine konstitutionelle **antimiasmatische Behandlung** durchführen muß.

Materia medica

Die folgende stark verkürzte Arzneimittellehre hat nur jene Mittel zum Gegenstand, die sich für eine Anwendung in der Urtinktur eignen.

Zahlreiche Mittel, die ihre Wirksamkeit unter schwierigsten Umständen bewiesen haben (z. B. bei Tropenkrankheiten in Indien oder bei solchen in den USA des vorigen Jahrhunderts) mußten entfernt werden, weil die Mittel außerhalb Indiens so gut wie nicht erhältlich sind.

II.
Materia medica
für die
innerliche Anwendung

Abrotanum

Wirkungsrichtung

Allgemein:

- ▶ Hervorragendes Mittel bei allen konsumierenden Erkrankungen, die mit **Bauchfellentzündung** einhergehen.

Speziell:

- **Abmagerung** und **Kräfteverfall**, der in den Füßen beginnt und nach oben wandert.
- Es ist angezeigt bei allen **Erkrankungen des Verdauungstraktes** mit **Ptosis** und **Hyperazidität**. Das Gesicht ist dabei verschrumpelt, trocken, kalt und blaß.

Charakteristika

- ▶ Patient verliert relativ schnell an Gewicht (besonders im Sinne einer **Muskelatrophie**), obwohl ein Heißhunger besteht und ausreichend gegessen wird. Hierin ähnelt das Mittel *Jodum* und *Natrium muriaticum*.

Therapiehinweis

Die Dosierung des Mittels richtet sich nach der Schwere des Falles. Normalerweise reichen **ein bis zwei Tropfen viermal täglich** aus.

Als Ergänzungsmittel wird oft **Tuberculinum** benötigt. Eine **monatliche Gabe einer D1000** sollte genügen.

Absinthium

Wirkungsrichtung

- **Epilepsie:** Als sogenannte **»Add-on-Therapie«** bewährt sich Absinthium in der Behandlung **epileptischer Anfälle**.
- Gerade bei der Behandlung **kindlicher Epilepsie** kann die Dosierung recht schwierig sein:

► Eine zu hohe Dosierung garantiert zwar Anfallsfreiheit, wirkt jedoch zu stark sedierend. Eine zu leichte Dosierung ermöglicht zwar eine bessere psychomotorische Entwicklung, jedoch um den Preis häufigerer Anfälle. In solchen Fällen leistet **Absinthium in Kombination mit Akupunktur** sehr gute Dienste.

- **Hysterie:** Bei schweren Formen von Hysterie.
- **Krämpfe** der Kinder im Rahmen einer **Chorea minor (Veitstanz)** und bei der **Schlaflosigkeit** der Kinder **durch Übererregbarkeit** – besonders vor Feiertagen – leistet das Mittel gute Dienste.
- **Schwindel:** Zum bewährten Anwendungsgebiet gehört weiterhin **nervöser Schwindel** mit plötzlichem Beginn. Solche Fälle **unsystematisierten Schwindels** finden sich bei vielen Patienten mit **konversionsneurotischen Entwicklungen** und **Verspannungen der Halswirbelsäule**.
- **Übererregbarkeit, zerebrale:** Alle Formen. Dazu gehören bsplw. **delirante Zustände** mit **Halluzinationen** und **Bewußtseinsverlust**.
- **Tremorerkrankungen:** Die meisten davon haben keine organischen Ursachen, wie z. B. Morbus Parkinson, sondern sind Folge **ängstlicher Übererregbarkeit**. Auch in diesen Fällen läßt sich Absinthium einsetzen.

Therapiehinweise

▶ Man gebe **4× täglich 2–4 Tropfen**.
Bei **anfallsartigen Zuständen** muß das Mittel öfter gegeben werden: Dabei gebe man **alle 10–15 Minuten 2–4 Tropfen** – je nach Schwere des Falles.

Achillea millefolium

Wirkungsrichtung

Allgemein

- **Frauenmittel** bei Unterleibs- und Menstruationsbeschwerden, in Kombination mit *Alchemilla vulgaris.*
- **Äußerlich** bei entzündlichen Hauterkrankungen, in der Wirkung ähnlich wie *Matricaria chamomilla*
- Alternative, wenn Kamille nicht vertragen wird
- Blutstillend: Innerlich und äußerlich

Speziell

- Hellrote Blutungen
- Krampfadern
- Krampfschmerz
- Magen-Darmbeschwerden

Therapiehinweise

▶ Erwachsene: **3× täglich 15–25 Tropfen**
Blutstillende Mischung:
Capsella bursa pastoris 20 cl
Achillea millefolium 20 cl

Acidum hydrocyanium

D2 = Urtinktur

Allgemein

- Das Mittel spielte in Zeiten, als es noch keine oder nur sehr wenige intensivmedizinische Behandlungsmöglichkeiten gab, oder in Ländern, in denen es auch heute noch so ist, eine große Rolle als **Lebensretter**. Es wirkt selbst dann noch, wenn der Tod unvermeidbar zu sein scheint.
- Obwohl Acidum hydrocyanium gute Erfolge bei der Behandlung von Angina pectoris zeigt, ist es weniger ein Herzmittel und mehr ein **Lungenmittel**.

Speziell

- Das Mittel ist angezeigt bei **pulmonaler Zyanose** und **Kollapsneigung** infolge von **Lungenerkrankungen**. Es wirkt auch bei **Angina pectoris** und bei schweren Fällen von **Keuchhusten**, bei **großer Schwäche** und **Hypothermie**.

Therapiehinweise

▶ In akuten Fällen gebe man **alle 3–5 Minuten 2 Tropfen** auf die Zunge und verreibe einige Tropfen im Gesicht, besonders im Stirnbereich. Bei Besserung des Beschwerdebildes höre man mit der Arzneigabe auf.

Aconitum napellus

Wirkungsrichtung

Allgemein

- ▶ **Das** Mittel schlechthin im allerersten Stadium einer akuten Erkrankung.
- So lassen sich damit die meisten **grippalen Infekte** ausheilen, bevor die eigentlichen Krankheitszeichen auftreten, wenn man beim Verspüren des ersten **Juckens** oder **Kribbelns in der Nase** – also bei den ersten Empfindungen, »daß jetzt etwas kommen könnte« – Aconitum einnimmt.
- Bei den ersten Anzeichen von **Frösteln** nehme man Aconitum einen Tropfen auf vier Eßlöffel Wasser, alle Viertelstunde bis zur Besserung. Es ist dabei gleichgültig, um welche Erkrankung es sich handelt.
- Dazu gehören **Schnupfen mit Fieber, Durst** und **großer Unruhe, verstopfter Nase** und **Kopfschmerzen**.

  Man gebe Aconitum **fünf Tropfen** auf ein **Glas Wasser, alle halbe Stunde** davon **einen Teelöffel**.

Speziell

- **Akute Blasenentzündung:** Verlangt am Anfang nach Aconitum (erst später nach *Cantharis*).
- ▶ Man nehme **10 Tropfen Aconitum**, am besten gemischt mit **30 cm³** *Gelsemium* und fülle auf **200 cm³ mit Wasser** auf. Davon nehme man **alle halbe Stunde einen Teelöffel**.
- **Bronchitis im ersten Stadium:** Aconitum ist insbesondere dann angezeigt, wenn Fieber besteht, dazu große Unruhe und Wundheitsgefühl in der Brust mit trockenem Husten. Dabei kombiniert man am besten Aconitum mit *Asclepias*.

Wirkungsrichtung

Speziell

▶ Man gebe **5 Tropfen Aconitum** auf **30 cm³** *Asclepias tuberosa* und füge **150 cm³ Wasser** hinzu. Von der Lösung gebe man **jede Stunde einen Teelöffel**.

- **Endokarditis:** Wird heute fast ausschließlich schulmedizinisch behandelt. Aconitum kann flankierend gute Dienste leisten, wenn ein voller hämmernder Puls besteht, dazu Fieber, große Unruhe mit scharfen, schneidenden Schmerzen in der linken Brustkorbhälfte.

▶ Man gebe **5 Tropfen Aconitum** auf **120 cm³ Wasser** und nehme davon **jede Stunde 1 Teelöffel**.

- **Entzündungen der Zunge:** Sind recht schwierig zu behandeln. Bestehen Frösteln, Brennen und eine kitzelnde Empfindung entlang des Zungenrückens und ist die Zunge geschwollen, trocken und rot mit großer Mundtrockenheit und bitterem Geschmack – dann ist Aconitum **das** Mittel der Wahl.

▶ Man gebe **5 Tropfen** auf **180 cm³ Wasser** und nehme davon **alle Stunden einen Teelöffel**.

- **Insult, apoplektischer (Schlaganfall):** Aconitum ist das Heilmittel insbesondere dann, wenn der Puls hart ist und die Halsschlagadern heftig pulsieren und sich Ruhelosigkeit und Fieber einfinden.

▶ Man gebe **5 Tropfen** Aconitum auf **120 cm³ Wasser, alle Stunden einen Teelöffel**.

- **Laryngitis mit Fieber, heißer Haut, extremer Unruhe** und **Atemnot**: Im Anfangsstadium ist Aconitum **das** Mittel.

▶ **1 Tropfen auf 4 Eßlöffel Wasser, alle 15 Minuten bis 1 Stunde**, bringt oftmals tief greifende Besserung.

Wirkungsrichtung

Speziell

- **Masern:** Sind heute aufgrund der Impfung relativ selten. Gibt man im Anfangsstadium Aconitum, so kommt es ziemlich schnell zum Masernausschlag und somit zu einer Verkürzung der Krankheit.

▶ Mischt man Aconitum mit *Ipecacuanha*, so wird der typische **Husten bei Masern** gelindert und es kommt nicht zu dem gefürchteten **Masernkrupp**. Dazu gebe man **5 Tropfen Aconitum** mit **10 Tropfen Ipecacuanha** auf **200 cm³ Wasser** und nehme davon **jede Stunde 1 Teelöffel**.

- **Mittelohrentzündung:** Bei deren heftigen Schmerzen gebe man

▶ **1 Tropfen Aconitum** auf **4 Eßlöffel Wasser, alle Viertelstunden** bis zur Besserung.

- **Nervenentzündung:** Aconitum ist das Mittel der Wahl, wenn diese von **Fieber, Unruhe** und einem **vollen hämmernden Puls** begleitet ist.

▶ Man gebe **5 Tropfen** auf **120 cm³ Wasser** und nehme davon **jede Stunde 1 Teelöffel**.

- **Neuralgien:** Viele Formen bessern sich auf Aconitum.

▶ **1 Tropfen** auf **4 Eßlöffel Wasser**, in **akuten** Fällen **alle 15 Minuten**, sonst entsprechend seltener.

- **Perikarditis, akute:** Man wird heute kaum noch Gelegenheit haben, eine akute **Herzbeutelentzündung** homöopathisch zu behandeln, obwohl die Erfolge der alten Ärzte recht gut waren. Zu deren Zeit verschrieb man gegen die **Schmerzen in der Herzgegend**, wenn diese mit Unruhe, Fieber und einem vollen hämmernden Puls verbunden waren:

Wirkungsrichtung

Speziell

▶ **5 Tropfen** Aconitum mit **30 cm³** *Asclepias tuberosa* auf **150 cm³ Wasser, alle Stunden 1 Teelöffel.**

- **Peritonitis, akute:** Auch hier ergibt sich selten eine Gelegenheit zur homöopathischen Behandlung. Wenn ja:

▶ Gebe man **1 Tropfen** Aconitum auf **4 Eßlöffel Wasser jede Viertelstunde** bis zur Besserung.

- **Scharlach:** Ist trotz – oder gerade wegen – antibiotischer Therapiemöglichkeiten heute relativ häufig. Bei unkomplizierten Scharlachfällen:

▶ Gebe man eine **Mischung** aus Aconitum und *Belladonna* jeweils **5 Tropfen** auf **180 cm³ Wasser**. Man nehme davon **jede Stunde 1 Teelöffel.**

- **Schwindel:** Aconitum hat einen besonderen Bezug zu **neurologischen Erkrankungen**. Es ist eines der Hauptmittel gegen Schwindel. Bei Schwindel, der sich beim Hinunterbeugen verschlimmert, verbunden mit Kopfschmerzen mit berstendem Charakter und dem Gefühl, als würde das Gehirn aus der Stirn quellen, ist Aconitum **das** Mittel.

▶ Man gebe **1 Tropfen auf 4 Eßlöffel Wasser alle 15 bis 60 Minuten** – bis zur Besserung.

- **Tonsillitis, im Anfangsstadium:**

▶ Hier **kombiniert** man am besten Aconitum mit *Phytolacca*. Man gebe **5 Tropfen Aconitum** und **20 Tropfen Phytolacca** auf einen **Viertelliter Wasser** und nehme davon **jede Stunde 1 Teelöffel.**

- **Windpocken:** Im ersten Stadium ist Aconitum angezeigt.

▶ **5 Tropfen** auf einen **Viertelliter Wasser alle Stunden 1 Teelöffel.**

Adonis vernalis

Wirkungsrichtung

- Häufig kommt es nach **rheumatischen Erkrankungen** und bei **grippalen Infekten** zu **Herzbeschwerden**. In solchen Fällen ist Adonis vernalis eines der Mittel der Wahl.
- Früher wurde es bei allen Formen von **Ödemen durch Herzschwäche**, bei **Wasseransammlungen im Brustkorb** und in der **Bauchhöhle** eingesetzt. Obwohl moderne Medikamente heute dabei eine größere Wirksamkeit zeigen, kann Adonis vernalis zusätzlich zur internistischen Therapie gegeben werden, weil es die Vitalität anhebt und das Herz stärkt, ohne die üblichen Nebenwirkungen der Herzglykoside in Kauf nehmen zu müssen.

Therapiehinweise

▶ Man gebe **4× täglich 5 bis 10 Tropfen**.
Eine Kombination mit *Crataegus oxicanthus* in gleicher Dosierung bewährt sich.

Aesculus hippocastanum

Wirkungsrichtung

Allgemein

- **Venöse Durchblutungsstörungen**

Speziell

- **Venenentzündungen**
- **Krampfadern**
- **Hämorrhoiden**
- **Ödeme**

Therapiehinweis

▶ Kombination mit *Echinacea* günstig.

▶ Mischung mit *Asperula odorata* und *Melilotus officinalis* wirkt synergistisch.

▶ Erwachsene: **3× täglich 15–25 Tropfen**

Agaricus

Wirkungsrichtung

Allgemein

- Das wichtigste Mittel bei **Zuckungen** und **Faszikulationen der Muskeln** beim **Zittern des Kopfes** und **Schmerzen entlang der Wirbelsäule**.

Speziell

- In Indien gilt Agaricus als zentrales Mittel bei dem neurologischen Krankheitsbild der **Chorea major**.

Charakteristik

- Charakter eines elektrischen Schlages (Lhermitte'sches Zeichen).

Therapiehinweis

▶ Man gebe **3× täglich 5 Tropfen in 4 Eßlöffel kalten Wassers**.

Agave americana

Wirkungsrichtung

- **Gonorrhöe:** Als Folge des Ferntourismus läßt sich der Tripper zunehmend schwieriger behandeln. Bei Gonorrhöe mit schmerzhaften Erektionen und Schmerzen beim Wasserlassen ist Agave americana angezeigt.

▶ Man gebe **3× täglich 5 Tropfen.**

- **Magenschmerzen** mit geringem Appetit und **Verstopfung** gehören ebenfalls zum Wirkungsbereich des Mittels.
- Es wirkt auch bei **Skorbut** und bei allen Krankheiten mit **geschwollenem** und **entzündetem Zahnfleisch**, desgleichen bei flächenhaften Blutungen besonders im Bereich der Beine.
- Äußerlich angewendet wirkt die Urtinktur bei **Sonnenbrand** und bei **Verbrennungen durch Quallen**, wie sie im Indischen Ozean besonders beim Sommermonsun und vor Australien häufig vorkommen.

Charakteristik

Das Mittel ähnelt in seiner Wirkung etwas dem *Cantharis*.

Agnus castus

Wirkungsrichtung

Allgemein

- **Fertilitätsstörungen**, zur längerfristigen Anwendung. *(Siehe auch Aletris farinosa S. 34).*

Speziell

- **Hormonelle Dysfunktionen** wie Zyklusstörungen
- **Prämenstruelles Syndrom**

▶ Erwachsene: **3× täglich 15–25 Tropfen**

Alchemilla vulgaris

Wirkungsrichtung

Allgemein

- Prophylaxe gegen **Unterleibsbeschwerden der Frauen**

▶ Kombination mit *Millefolium* und *Hypericum* günstig. *(Siehe auch Aletris farinosa S. 34).*

▶ Erwachsene: **3× täglich 15–25 Tropfen**

Aletris farinosa

Wirkungsrichtung

Allgemein

- Aletris ist ein großes **Frauenmittel**. Es wirkt vornehmlich auf die Gebärmutter. Durch Tonisierung der Gebärmutter und Muttermundmuskulatur beugt es **Fehlgeburten** vor.
  Bei **spärlichen Menstruationsblutungen** in Verbindung mit weißlichem Ausfluß, **Anämie** und **körperlicher Schwäche** erzielt man hervorragende Ergebnisse.

▶ Man gebe **2× täglich 5 Tropfen** in etwas Wasser.

Speziell

- **Erbrechen in der Schwangerschaft:** Gehört in der Regel zu den schwer behandelbaren Störungen. Einerseits bedarf es eines hochwirksamen Mittels, um das Erbrechen zu behandeln, zum andern soll das Mittel jedoch so mild sein, daß keinerlei nachteilige Auswirkungen auf das werdende Leben zu befürchten sind.

▶ Man gebe **2× täglich 5 Tropfen** Aletris **zusammen mit 2× 5 Tropfen** *Symphoricarpus racemosus und Origanum.*

- **Gebärmuttervorfall, Verlagerungen der Gebärmutter:** Dadurch spielt es eine große Rolle bei der **weiblichen Sterilität**.

▶ In der Kombination mit *Ova testa* und/oder *Viburnum* erhält man noch bessere Ergebnisse. Man gebe **2× täglich 5 Tropfen** in etwas Wasser.

- **Magengeschwüre:** Aletris leistet gute Dienste.

▶ Oft bringt eine einzige Dosis von **2 Tropfen auf 4 Eßlöffel Wasser** eine ausreichende Linderung. Eine Dosiswiederholung ist erst nach einem längeren Intervall notwendig.

Wirkungsrichtung

Speziell

- **Magenschleimhautentzündung durch Helicobacter:** Als Alternative oder Ergänzung kann versuchsweise auch *Ornithogallum* eingesetzt werden.
- **Verlagerungen des Magens, Ptosis, Angelhakenmagen:** Aletris leistet gute Dienste, da es sich auch hier um die Verlagerung eines Hohlorgans handelt.

▶ **3× täglich 5 Tropfen** und dazu **3× 2 Tropfen** *Carica papaya*. Sehr schnelle Erleichterung oft sogar bei hartnäckigen Fällen.

Alfalfa

Wirkungsrichtung

Allgemein

- Das Mittel gehört zu den großen Anabolika. Es hilft, Gewebe aufzubauen und Gewicht zu gewinnen.
- Es ist bei allen Fällen von **Anämie, Chlorose, Abmagerungen**, besonders nach längeren konsumierenden Krankheiten und **Entwicklungsverzögerungen** wirksam.
- Es ist das Mittel der Rekonvaleszenzphase schlechthin nach fast allen Krankheiten, bei **Erschöpfung nach Kindsgeburt** und zum Aufbau der körpereigenen Kräfte während der Stillphase.

▶ Man gebe einen **halben bis 1 Teelöffel** Alfalfa **in 4 Eßlöffel Wasser,** besser noch in **Milch**, und zwar **3× täglich**.

Speziell

- Alfalfa hat sich auch speziell als Mittel zur Behandlung von **Lernstörungen bei Kindern** bewährt.

▶ Man gibt einen **viertel bis halben Teelöffel** in **vier Eßlöffel Milch 3× täglich**.

Therapiehinweise

▶ Bei schweren körperlichen Krankheiten sollte eine einmalige Dosis *Psorinum D200* vorgeschaltet werden.

Alnus rubra

Wirkungsrichtung

Allgemein

- Alnus rubra hat ein breites Anwendungsspektrum.
- Es hilft bei **Verdauungsstörungen** infolge mangelnder Magensaftsekretion und bei **Dyspepsie**. Besonders bei alten Menschen, die sich nach dem Essen schwer und schläfrig fühlen, zu **Blähungen** und **Durchfall** wechselnd mit **Verstopfung** neigen, erweist sich die Wirkung des Mittels.

▶ Man gebe **3× täglich 5 Tropfen.**

Speziell

- **Ekzeme:** Durch die enge Verbindung von Verdauungstrakt und Haut ist es nicht verwunderlich, daß Alnus rubra eine bedeutende Rolle bei der Behandlung von Ekzemen aller Art spielt.
- **Gynäkologische Erkrankungen:** Bei **Weißfluß** und bei **Entzündungen des Muttermundes** mit leichten Blutungen. Auch bei **Amenorrhöe** mit brennenden Schmerzen zwischen Rücken und Schambein ist das Mittel angezeigt.

▶ Man gebe **3× täglich 5 Tropfen.**

- **Skrofulose** bei Kindern ist heute eine relativ seltene Erkrankung. Trotzdem findet man immer wieder Kinder mit ungesunder Haut, **Vergrößerung der Lymphknoten** im Hals- und Nackenbereich und **Verdauungsstörungen**.

▶ In solchen Fällen gebe man Alnus rubra **3× täglich 5 Tropfen.**

Therapiehinweise

▶ In der amerikanischen Volksmedizin gibt es eine Mischung, die sich als *»Frühlingskur«* bei der Behandlung vieler alter Hautkrankheiten bewährt hat:

Rumex crispus ∅ Alnus rubra ∅ aa 60,0 Gentiana ∅ Taraxacum ∅ aa 30,0 Sirup ad 250,0
Man nehme davon **3× täglich 1 Teelöffel**.

Aloe

Wirkungsrichtung

Speziell

- Aloe wirkt eindrucksvoll bei **Dysenterie** mit schleimigen, blutigen Stühlen und Mastdarmvorfall und/oder Kontrollverlust des Afterschließmuskels.

Therapiehinweise

▶ Man gebe **4× täglich 2 Tropfen** mit etwas kaltem Wasser.

Nicht zu verwechseln mit Aloe vera-**Gel** 1:1 alloin frei:

- Rekonvaleszenz, Stärkung
- Entgiftung
- Entzündungen innerlich + äusserlich

3× täglich 20–100 ml evt. mit Orangen- oder Apfelsaft gemischt

Alstonia scholaris

Wirkungsrichtung

Allgemein

- Das Mittel ist angezeigt, wenn nach längeren Fiebern eine körperliche Schwäche und eine **Störung des Verdauungssystems** mit **Durchfallneigung** bestehen.

Speziell

- **Malaria:** Hier ist Alstonia ein großes Mittel. In der indischen Volksmedizin wird dieser Arznei eine größere Wirksamkeit als dem Chinin zugemessen. Es wirkt darüber hinaus bei allen anderen **intermittierenden Fiebern**, ohne daß es die Krankheitsursache unterdrückt und somit eine kausale Diagnostik unmöglich macht.

Therapiehinweis

▶ Man gebe **3× täglich 5 Tropfen**.

Ambrosia

Wirkungsrichtung

Allgemein

- Enge Beziehung zu den **Atmungsorganen**.
- Alle Formen von **Erbrechen**, besonders jedoch bei **morgendlichem Schwangerschaftserbrechen**.
- Es ist zudem bei allen **Magenerkrankungen von Kindern** angezeigt, speziell dann, wenn keine Form von Nahrung vertragen wird.

Speziell

- **Heuschnupfen:** Hierfür ist es ein wertvolles Mittel, auch bei **Heufieber mit Bindehautentzündung** und **starkem Tränenfluß** sowie unerträglichem **Juckreiz der Augenlider**.

▶ Man gebe **4× täglich 5 Tropfen in 4 Eßlöffeln Wasser**.
Noch bessere Ergebnisse erzielt man, wenn man Ambrosia mit *Galphimia glauca* in der gleichen Dosierung **kombiniert**.

- **Keuchhusten:** Hier ist es unbedingt angezeigt, wenn das Kind röchelnd atmet, wie überhaupt die starke Schleimbildung in den oberen Luftwegen und die verstopfte Nase die wegweisenden Symptome für den Einsatz des Mittels sind. Es spielt daher eine Rolle bei der Behandlung bestimmter Formen asthmatischer Erkrankungen.
- **Nasenbluten, starkes:**

▶ Man gebe **mindestens 4× täglich 10 Tropfen**.

- **Verlust des Geruchs- und Geschmacksinnes:** Tritt häufig **nach grippalen Infekten** auf. Bei solchen Zuständen bringt Ambrosia die verloren gegangene Sinnesqualität mit hoher Wahrscheinlichkeit zurück. Man muß jedoch mit einem langen Behandlungsverlauf rechnen.

Charakteristik

- Zu den Krankheitszeichen, die auf den Einsatz des Mittels hinweisen, gehört eine verlängerte Zunge mit scharf zulaufender Zungenspitze und roten Rändern.
- Starke Schleimbildung in oberen Atemwegen, verstopfte Nase.

Therapiehinweise

▶ Bei **akuten** Zuständen gibt man das Mittel **alle 2 Stunden 2 Tropfen** in etwas Wasser, ansonsten **3× täglich 2 Tropfen**.

Anacardium

Wirkungsrichtung

Speziell

- Eines der besten Mittel gegen **Elephantiasis**, einer Erkrankung, die noch heute in den Tropen recht häufig vorkommt.

Therapiehinweise

▶ Man gebe **3× täglich 1 Tropfen** – am besten **im Wechsel mit** *Hydrocotyle asiatica*.
Eine **antimiasmatische Behandlung** ist in der Regel unerläßlich.

Apocynum

Wirkungsrichtung

Allgemein

- **Hilfsmittel** bei der Behandlung **klimakterischer Störungen**. Häufig klagen Frauen im Klimakterium über eine Schwellung der Hände und besonders der Füße, ohne daß organische Krankheiten dafür gefunden werden können.

▶ Man gebe **alle 3 Stunden 5 Tropfen** mit etwas Wasser.

- Die Hauptindikation von Apocynum aber sind **wassersüchtige Schwellungen**, insbesondere dann, wenn sie mit starkem Frösteln, starkem Durst und häufigen wäßrigen Stühlen verbunden sind. Meist findet man dabei auch Erbrechen. Die Urinausscheidung ist jedoch gestört.

Speziell

- **Entgiftung von Alkoholabhängigen:** Hier leistet Apocynum gute Dienste.

▶ Man gebe **1 Teelöffel** auf **1 Glas Wasser** und lasse alles auf einmal trinken, dann **3 Teelöffel** auf **1 Glas Wasser** und gebe davon **2 Teelöffel alle $^1/_2$ Std.** etwa **6–12 Stunden** lang.

Man erhält auf diese Weise eine schnelle Ausnüchterung und Entgiftung, die eine weiter greifende Entwöhnungsmaßnahme erst möglich macht.

- **Hydroperikard (Wasseransammlung im Herzbeutel)** – speziell bei den Symptomen: Heftige Atemnot, die sich beim Hinlegen verschlimmert. Schwellungen der Hände und Füße sowie unter den Augen. Großer Durst. Unverträglichkeit von Wasser. Sinkendes Gefühl in der Herzgegend und in der Magengrube. Urin in der Regel trüb und dunkel gefärbt. Haut schlaff und glänzend. Langsamer Puls. Häufig Verstopfung.

▶ Man gebe **5 Tropfen** Apocynum **alle 3 Stunden**.

Apocynum androsaemifolium

Wirkungsrichtung

Allgemein

- Stets angezeigt bei **rheumatischen Beschwerden**, insbesondere dann, wenn **wandernde Schmerzen** von ziehendem Charakter bestehen, verbunden mit **Steifheit, Zittern** und **Schwächegefühl**.

Speziell

- Das Mittel paßt noch besser, wenn die Erkrankung bevorzugt die Fußgelenke, Zehen und Fußsohlen befallen hat.

Therapiehinweise

▶ Man gebe **4× täglich 5 Tropfen in 4 Eßlöffel Wasser**.

Aralia racemosa

Wirkungsrichtung

- **Asthma:** Eines der besten Asthmamittel. Es wirkt speziell dann, wenn die Erkrankung mit **Husten** verbunden ist, der sich beim Niederlegen verschlimmert. Der Husten ist in der Regel trocken und dauert vom ersten Schlaf bis zur Mitte der Nacht.
- **Heufieber** mit **Heuschnupfen:** Bei rohem Gefühl und brennenden Schmerzen hinter dem Brustbein ist Aralia das Mittel der Wahl. Meist findet sich dabei eine erhebliche Anfälligkeit gegen Luftzug, die den massiven, wäßrigen Schnupfen von salzigem Geschmack provoziert oder verstärkt.
- **Menstruation, unterdrückte** – bzw. **unterdrückter Wochenfluß:** Hier ist Aralia racemosa angezeigt, wenn ein faulig riechender Ausfluß besteht und die Schmerzen scheinbar nach unten drücken.

Therapiehinweise

▶ Man gebe **4× täglich 5 Tropfen**.
Zur besseren Wirksamkeit kann Aralia mit *Ambrosia* und *Galphimia glauca* gemischt werden.

Aranea diadema

Wirkungsrichtung

Allgemein

- Die Hauptanzeigen des Mittels sind **intermittierende Fieber mit Milzschwellungen**. Es spielt eine Rolle bei der Behandlung der **Malaria**, aber auch bei den häufiger werdenden komplizierten Fällen des **Pfeifferschen Drüsenfiebers** (Mononucleosis infectiosa).

Speziell

- Bei bestimmten Formen von **Hirninfarkten** (in der Regel bei Beteiligung des Thalamus), klagen die Patienten über **Metamorphoglosien**, das heißt, über Empfindungen, daß ihre Hände oder Füße auf der gelähmten Seite doppelt so groß seien, als auf der nicht befallenen. Hier kann Aranea diadema versucht werden – aber auch bei anderen Zuständen, die mit einer scheinbaren Vergrößerung der Extremitäten einhergehen – insbesondere, wenn der Patient das Gefühl eines Steines im Bauch hat.

Charakteristik

- Zu den Warnanzeichen und Symptomen gehört neben der Periodizität die große Kälte- und Feuchtigkeitsempfindlichkeit – also die sogenannte *»hydrogenoide Konstitution«*. Neben der großen Erkältlichkeit klagen die Patienten über das Gefühl, als ob die Kälte bis in die Knochen zu gehen scheint und durch nichts, auch nicht durch entsprechende Wärmeanwendung, behoben werden kann.

Therapiehinweise

▶ Man gebe **5× täglich 3 Tropfen mit 4 Eßlöffeln Wasser**.

Arctostaphylos uva ursi

Wirkungsrichtung

Speziell

- **Entzündungen der ableitenden Harnwege**

Therapiehinweise

- Wirksamkeit bei pH = 8, darum **Zugabe von Natriumhydrogencarbonat**, ca. 1 Messerspitze auf 1 Glas Wasser (Alkalisierung des Harns);
- Zusätzlich **Durchspülungstherapie** bspw. mit Brennesseltee, Zinnkrauttee, 2 Liter pro Tag
- **Kombination** mit *Equisetum arvense, Orthosiphon* und *Betula alba* möglich
- Erwachsene: **3× täglich 15–25 Tropfen**

Asclepias syriaca

Wirkungsrichtung

Allgemein

- Die Hauptanzeigen des Mittels sind alle **brennenden Schmerzen** – gleich welcher Ursache.
- Es ist zudem ein gutes **Diuretikum** und schwemmt Ödeme – gleich welcher Ursache – aus, indem es die Urinsekretion fördert.

Speziell

- Alle **Folgen von Scharlach**
- **Herzerkrankungen**
- **Rheumatische Erkrankungen** mit Befall der großen Gelenke.

Therapiehinweise

▶ Man gebe **3× täglich 5 Tropfen**.

Asparagus officinalis

Wirkungsrichtung

Allgemein

- **Zahnschmerzen**

Speziell

- Zu den Hauptanzeigen des Mittels gehören **heftigstes Herzklopfen** und heftigste **Herzschmerzen**, die sich bei Bewegung verschlechtern.
- Das Mittel wirkt auch ausschwemmend bei **Atemnot** mit **Flüssigkeitsansammlung im Brustraum**.

Therapiehinweise

▶ Die Dosierung richtet sich nach der Heftigkeit der Symptomatik. Oft reichen **3× täglich 1 Tropfen**.

Aspidosperma quebracho

Wirkungsrichtung

Allgemein

- Das Mittel wird oft als »Digitalis der Lungen« bezeichnet. Es wirkt bei allen **obstruktiven Lungenerkrankungen**. Es fördert die Oxidation des Blutes und regt die zentralen Atemwege an.
- Es wirkt dabei bei der **Pulmonalstenose** genauso wie bei einer **Lungenembolie** oder einer **urämischen Dispnoe**.
- Bei allen Fällen von **Asthma** kann es für sich allein oder ergänzend angewandt werden.

Speziell

- Die erstaunlichsten Wirkungen zeigt Aspidosperma bei der **Höhenkrankheit**. Besser wirkt zwar *Coca*, doch ist dieses Mittel aufgrund des Betäubungsmittelgesetzes nicht in der Urtinktur erhältlich. Manches Trekkingunternehmen konnte nur noch mit Hilfe von Aspidosperma fortgesetzt werden. Es findet sich in der homöopathischen Taschenapotheke indischer Hochgebirgstruppen.

Therapiehinweis

▶ In akuten Fällen gebe man **alle Stunden 5 Tropfen**.

Avena sativa

Wirkungsrichtung

Allgemein

- Das Mittel zählt zu denjenigen mit der breitesten Anwendungspalette. Seine Hauptwirkung zielt auf das **Nervensystem**: Es stimuliert ohne aufzuregen, beruhigt ohne müde zu machen. Es findet sich daher in vielen naturheilkundlichen Komplexpräparaten.
- Avena sativa ist **das** Mittel für Schüler und Studenten während der **Examensvorbereitung**. Es verbessert das Gedächtnis und die Lernfähigkeit, nimmt die Aufregung vor Prüfungen und beseitigt die Folgen übermäßigen Studierens.

Speziell

- **Entwöhnungsbehandlung von Alkohol- und Drogenabhängigen:** Seit etwa 20 Jahren spielt Avena sativa hier eine Rolle. Es hilft ohne größere Entzugserscheinungen, damit der Abhängige sich in seinem Konsum »herunterdosieren« kann.

▶ Man gibt mindestens **15 Tropfen 4× täglich**, wird aber in der Regel weitaus höhere und häufigere Dosierungen benötigen.

- Beim **Alkoholkranken** kann Avena sativa bei der Behandlung des **Craving-Syndroms** eingesetzt werden. Es reduziert beim Alkoholiker nach der Entgiftung die innere Unruhe und das ständige Denken an den Alkohol, die die Hauptursachen für Rückfälle sind.

▶ Der Alkoholentzug kann noch zusätzlich erleichtert werden, wenn man zu Anfang der Behandlung eine Dosis *Plumbum D200* gibt.

Zu beachten: Eine homöopathische oder phytotherapeutische Behandlung vermag beim Entzug Hilfe zu leisten, jedoch keine Alternative zu psychotherapeutischen und sozialen Maßnahmen zu bieten.

Wirkungsrichtung

Speziell

- **Nervliche Erschöpfung** oder **Schwäche:**

▶ Man gebe Avena sativa **3× täglich 5 Tropfen** in etwas Wasser.

- Bestehen zusätzlich nervöse Herzbeschwerden, so kann man Avena sativa mit *Crataegus* kombinieren:

▶ Man nimmt von beiden Mitteln **mehrmals täglich 5 Tropfen** in etwas kaltem Wasser ein.

- **Prostatahypertrophie:** Avena sativa hat auch eine Beziehung zu den Sexualorganen. Es kann die Wirkung aller »Prostatamittel« ergänzen, insbesondere bsplw. *Sabal serrulata.*
- **Schlaflosigkeit, ängstliche:**

▶ Man nehme **vor dem Schlafengehen 10 Tropfen** Avena sativa, **gemischt mit 60 Tropfen** *Passiflora incarnata*, in **4 Eßlöffeln Wasser** ein.

- **Schwächezustände nach übermäßiger sexueller Betätigung:**

▶ Avena sativa bringt Ruhe und Kraft vor allem in Kombination mit *Damiana*. Man gebe **von jedem Mittel 3× fünf Tropfen** in etwas Wasser.

- **Sexuelle Schwäche mit Spermatorrhoe und nächtlichem Samenabgang:**

▶ Avena sativa **3× 3 Tropfen in 4 Eßlöffeln Wasser**, in **Kombination mit** *Salix nigra*, bringt rasche Linderung.

Azadirachta indica

Wirkungsrichtung

Speziell

- Das Mittel ist hilfreich bei Fällen von **chronischer Malaria** bzw. bei **anfallsartig auftretenden febrilen Zuständen** am Abend, wenn sie mit Gallenbeschwerden, Husten und Augenbrennen verbunden sind.
  Durch immer extensiveren Ferntourismus, aber auch aufgrund ständiger Überwärmung der Erdatmosphäre (»Treibhauseffekt«), wird die Malaria selbst in Europa ein medizinisches Problem der Zukunft werden.

Therapiehinweis

▶ Man gebe **3× täglich 5 Tropfen**.

Baptisia

Wirkungsrichtung

Allgemein

- In der »Vor-Antibiotika-Ära« war Baptisia eines der ganz großen Mittel bei den damals häufigen **Seuchen**, vor allem in südlichen Ländern.
- **Fieber:** Das Mittel ist auch angezeigt, wenn Fieber als **Folge von Eiterungsprozessen** mit **wäßrigen, schwarzen, stinkenden Stühlen** und **fauligem Atemgeruch** auftritt. Meist findet man dabei eine trockene, schmutzige Zunge.
- **Malaria:** Baptisia wirkt besonders in den Fällen, die in der fauligen Luft sumpfiger Niederungen auftreten (»malaria« = schlechte Luft). Hier ist es besonders dann angezeigt, wenn die Kräfte rasch schwinden und die Körpertemperatur sich zwischen 40,5 und 41° Celsius bewegt und der Patient deliriert. Ein typisches Symptom ist die Klage des Patienten über die Empfindung, als gehörten seine Gliedmaßen nicht mehr zu ihm.
- **Typhus:** Hier spielte Baptisia früher eine große Rolle und zwar immer dann, wenn **blutige, schleimige Durchfälle** mit faulig-aashaftem Geruch abgingen.

Therapiehinweise

▶ Je nach Schwere des Falles gebe man **alle 2 Stunden** – oder öfter – **3 Tropfen**.

Bellis perennis

Wirkungsrichtung

Speziell

- Die Hauptwirkungsrichtung dieses Mittels ist vor allem die **Spermatorrhöe** mit nächtlichen Ejakulationen.
- Häufiger als jener Zustand sind **vegetative Polyneuropathien beim Diabetiker**, wo es zu retrograden Ejakulationen, also zu massivem Auftreten von Spermien im Urin kommt.

Therapiehinweise

▶ Man gebe Bellis perennis zu gleichen Teilen **gemischt mit** *Thuja* **∅ 2× täglich 5 Tropfen in 4 Eßlöffeln Wasser**.

Berberis aquifolia

Wirkungsrichtung

Speziell

- **Ekzeme:** Das Mittel wirkt auf alle Ekzeme, besonders aber auf jene im Bereich des Kopfes und des Hodensackes.
- Bei der **Akne junger Männer** ist es eines der Hauptmittel, während es bei jungen Mädchen weniger wirksam scheint.

Therapiehinweise

▶ Man gebe **5× täglich 10 Tropfen in 4 Eßlöffeln Wasser**.

▶ Bei sehr hartnäckigen Fällen (Acne conglobata) nehme man eine **Mischung**, die aus gleichen Teilen Berberis aquifolia und *Echinacin* besteht.

Berberis vulgaris

Wirkungsrichtung

Allgemein

- Berberis ist ein großes Mittel mit breit gefächertem Anwendungsbereich. Die Hauptwirkungsrichtungen sind Leber und Niere.

Speziell

- **Gelbsucht, chronische:** Ist diese mit einer **Steinerkrankung der Nieren** verbunden, wirkt Berberis fast »Wunder«.
- **Leberschmerzen** und **Nierengrieß.**
- **Leberschwellung:** Berberis ist in der Lage, diese innerhalb kurzer Zeit zu beseitigen, speziell dann, wenn sie von Schmerzen im Harnleiter der Lendenregion, der Leiste und dem Oberschenkel begleitet ist.
- **Lumbago:** Beim akuten Hexenschuß bringt Berberis ebenfalls schnelle Erleichterung.

▶ Am besten in Kombination mit *Cimicufuga* und *Gelsemium* zu gleichen Teilen. Man nehme von der Mischung **jede Stunde 10 Tropfen.**

- **Nierenkolik:** Bei den schier unerträglichen Schmerzen einer Nierenkolik kann Berberis schnelle Erleichterung verschaffen, insbesondere in den Fällen, in denen *Calcium carbonicum* versagt.

▶ Man gebe **5 Tropfen im Minutenabstand** bis zum Einsetzen der Harnflut bzw. dem Nachlassen der Schmerzen. Der Abstand kann **später auf 5 Tropfen alle Stunde** ausgedehnt werden.

Betonica

Wirkungsrichtung

Allgemein/Speziell

- **Bauchschmerzen**, wenn diese in der **Leberregion** oder im **Colon transversum** lokalisiert sind.
- **Gallenschmerzen**.
- **Schmerzen** in der **rechten Leiste** und im **rechten Samenstrang**.
- Eine weitere Anzeige sind **Schmerzen in beiden Handrücken**.
- **Fallhand:** Neben der Elektrotherapie und der Akupunktur leistet Betonica gute Dienste bei der **Radialislähmung**.

Charakteristik

- Betonica ist ein »rechtsseitiges« Mittel.

Therapiehinweise

▶ Man gebe **3× täglich 5 Tropfen.**

Betula alba

Wirkungsrichtung

Allgemein

- Stoffwechselanregend und entgiftend über gesteigerte Harnabsonderung.
- Unterstützend bei **Rheuma, Hautausschlägen**, bspw. als Durchspülungstherapie mit Brennesseltee.

Therapiehinweis

▶ Erwachsene: **3× täglich 15–25 Tropfen**
Kinder: **3× täglich 10 Tropfen**
Kleinkinder: **3× täglich 1 Tropfen pro Lebensjahr**

▶ Kombination mit *Equisetum arvense, Orthosiphon, Solidago virgaurea, Urtica doica* sinnvoll.

Blatta orientalis

Ersatzweise **Blatta americana**

Wirkungsrichtung

Speziell

- In Europa zählt Blatta zu den am meisten unterschätzten Mitteln. In Indien gilt es als das wohl beste homöopathische Mittel bei **Asthma**.

▶ Im **akuten Asthmaanfall** gebe man **10 Tropfen Blatta** vermischt mit **60 Tropfen** *Passiflora* in **4 Eßlöffel Wasser**.

- Die Atemnot wird schnell gelindert und der Patient kann gesund und erfrischend schlafen, weil besonders die nächtlichen Asthmaanfälle mit Blatta kuriert werden können.

Therapiehinweise

▶ Die oben angeführte Mischung eignet sich besonders gut als **Abendmedikation**. Im Rahmen einer kurmäßigen Behandlung sollte diese Abendmedikation **mindestens eine Woche** beibehalten werden. Der Patient wird so in die Lage versetzt, eine Behandlung mit konstitutionell wirksamen Mitteln (bspw. *Sulfur*) ohne größere Erstverschlimmerung zu vertragen, die beim Asthmatiker ansonsten lebensbedrohlich sein kann.

▶ Ergänzend bewährt sich die Gabe der Nosode **Bacillinum D200/D1000** zur Stabilisierung des hyperreagiblen Bronchialsystems. Oft erfordert die Weiterbehandlung dann *Psorinum*.

Bryophyllum

Wirkungsrichtung

Allgemein

- Das Mittel wirkt fast ausschließlich auf den Verdauungstrakt, insbesondere dann, wenn **blutige** oder **schleimige Stühle** abgehen.
- In den Tropen ist es bei einem ersten Stadium der **Cholera** angezeigt, es wirkt aber auch bei anderen schweren Formen von **Dysenterie** und **Durchfallerkrankungen**.

Therapiehinweise

▶ Man gebe **nach jedem Stuhlgang 5 Tropfen in 4 Eßlöffel Wasser**.

Cactus grandiflorus

Wirkungsrichtung

Allgemein

- Cactus gehört zu den **Anregungsmitteln**. Es wirkt bei allen Zuständen von großer **Schwäche** mit völligem **Verlust der Körperkraft**, bei **neuralgischen Schmerzen**, bei allen Erkrankungen, die mit einer ständigen **Rötung des Gesichts** einhergehen.

▶ Man gebe **3× täglich 5 Tropfen**, in akuten Fällen öfter.

Speziell

- Mit Cactus grandiflorus verfügen wir über ein Mittel, das direkt auf das **Herz** wirkt. Es ist dann angezeigt, wenn der Patient die Empfindung äußert, sein Herz werde mit einer »eisernen Hand« gequetscht.
- In zweiter Linie wirkt Cactus auch dann, wenn über ähnliche Empfindungen in der Kehle, der Brust, dem Mastdarm, der Blase, dem Uterus oder der Vagina geklagt wird. »Hauptangriffspunkt« ist jedoch das Herz.

Therapiehinweise

▶ Cactus grandiflorus läßt sich hervorragend mit *Crataegus* kombinieren. Man **mische** die beiden Arzneimittel **zu gleichen Teilen**.
3× täglich 10 Tropfen sind eine gängige Dosierung bei chronischen Krankheiten, in akuten Fällen gebe man von der Mischung entsprechend öfter.

Caladium seguinum

Wirkungsrichtung

Allgemein

- Bei der **Entwöhnung des Suchtrauchers** leistet Caladium gute Dienste, weil es das Verlangen nach Tabak reduziert.
- Fast alle Formen von **Juckreiz im Genitalbereich** werden durch Caladium gelindert.

Speziell

- **Asthma:** Bei dieser Erkrankung ist Caladium ein mächtiges Medikament, insbesondere bei Asthma, das mit Hautausschlägen abwechselt (Unterdrückungssymptomatik). Zur Symptomatik des Mittels gehört, daß der Patient angibt, daß es ihm besser gehe, wenn er in der Lage sei, den zähen Schleim in den Bronchien hoch zu würgen.
- **Impotenz:** Hier wirkt Caladium sehr sicher, wenn die Funktionsstörung mit **sexueller Neurasthenie** mit **Spermatorrhöe** und **nächtlichen Pollutionen** verbunden ist.

Therapiehinweise

▶ Man gebe – je nach Schwere des Falles – **2–5 Tropfen in 4 Eßlöffel Wasser**, nach jeder Mahlzeit und vor dem Schlafengehen.

Calendula

Wirkungsrichtung

Allgemein

- Äußerlich **entzündungswidrig** und **wundheilend**.

Speziell

- **Magen-** und **Darmbeschwerden** (Entzündungen) **Leber-** und **Galleleiden**, Entgiftungswirkung auf die Leber, fördert Gallensaftbildung
- **Mangelhafte Periodenblutung, Weißfluß** bei Frauen. Kombination mit *Alchemilla vulgaris*. Kombination mit *Aesculus, Hamamelis, Melissa*.
- **Venenleiden**
- **Herpes**

Therapiehinweise

▶ Erwachsene: **3× täglich 15–25 Tropfen**
Kinder: **3× täglich 10 Tropfen**
Kleinkinder: **3× täglich 1 Tropfen pro Lebensjahr**

Calotropis gigantea

Wirkungsrichtung

Allgemein/Speziell

- Calotropis ist ein großes **Blutreinigungsmittel** und wurde (und wird immer noch) in Indien zur Behandlung der **Syphilis**, der **Lepra** und **gangränöser Geschwüre** mit unerträglichem Brennen besonders der Verdauungsorgane eingesetzt.

► Man gebe **3× täglich 1 Tropfen**, kombiniert mit Echinacin **3× täglich 3 Tropfen**.

- Eine weitere Anwendung findet Calotropis bei **Malaria** und allen Erkrankungen, die mit **intermittierendem Fieber** und **großem Frösteln** einhergehen, welche an den Füßen beginnen und sich entlang der Wirbelsäule nach oben bewegen.
- Das Frösteln bessert sich durch Herdfeuer und verschlechtert sich durch Bewegung.
- Dazu findet sich **Hitze im Kopf** mit **Kälte im übrigen Körper**. Oft sind solche **Fieber** von **Schwindel** und **deliranten Zeichen** begleitet.

Therapiehinweise

► In solchen Fällen gebe man **4× täglich 2 Tropfen**.

Camphora

Wirkungsrichtung

Allgemein

- Camphora ist eines der ganz großen **»Anregungsmittel«**, besonders bei plötzlich beginnenden Erkrankungen.

Charakteristik

- Zu den wahlanzeigenden Symptomen gehören **Kälte des Kopfes** mit **profusen Schweißen, Kollapsgefühl, schwacher Puls, rasches Absinken der Lebenskräfte, Krämpfe, blasses Gesicht** und **Schüttelfröste**, oft begleitet von **plötzlichem Erbrechen** und **Durchfall**.

Speziell

- **Blasenstörungen** – mit ständigem Drang, Wasser zu lassen, aber lediglich Abgang geringer Urinmengen (**Pollakisurie**).
- **Cholera:** Früher vertraute man dem Mittel bei der Cholera infantum, aber auch bei der **asiatischen Cholera**. Indische Homöopathen setzen das Mittel selbst heute noch erfolgreich bei den großen Choleraepidemien während der Monsunregenzeiten ein. Es hilft aber ebenso bei allen anderen schweren Durchfallerkrankungen mit der in der Charakteristik dargestellten Symptomatik.
- **Chronische Katarrhe:** Sprechen gut auf Camphora an. Am besten hat sich dabei folgendes Rezept bewährt:

▶ Jod,
Carbolsäure aa 30,0
Aquae ammoniae aa 90,0
Camphora aa 120,0

▶ Man gebe von der Mischung **10 Tropfen auf einen Wattebausch** und inhaliere die austretenden Dämpfe **3× täglich über 10 Minuten**.

Hysterie: Das psychiatrische Symptomenbild der abnormen seelischen Verhaltensweisen hat

Speziell

sich in den letzten Jahrzehnten ganz erheblich gewandelt. Früher gab es hysterische Anfälle mit einem sogenannten **Arc de c'ercle**, die man heute nur noch selten beobachtet, dann aber therapeutisch umso ratloser ist.

▶ Allein das Riechen an einem Campherfläschchen bringt den meist weiblichen Patienten schnelle Erleichterung.

- **Pocken:** Bei den früher häufigen Pocken wurde Camphora im kollaptischen Stadium gegeben, wenn der Ausschlag eintrocknet und die Lebenskräfte sinken. Da es heute so gut wie keine Pocken mehr gibt, hat sich diese Indikation überlebt.
- Dafür kann man, kombiniert mit anderen Behandlungsmethoden, Camphora bei **rheumatischem Fieber** mit schwachem, unregelmäßigem Puls und Temperaturen um 40,5 °C einsetzen. Zum Beispiel als Zusatzmedikation bei der **akuten Endokarditis** im Rahmen einer **Streptokokkeninfektion**.
- **Sexuelle Störungen**, insbesondere des Mannes. Es wirkt sexuell anregend auf beide Geschlechter und verlängert beim Mann das Durchhaltevermögen während des Koitus (»Lost-Penis-Syndrom«). Viele Fälle von **Impotenz** werden durch regelmäßige und dauerhafte Einnahme von Camphora geheilt.
- **Sonnenstich**, wenn dieser mit **Kollapsneigung** einhergeht.

Therapiehinweise

▶ Man gebe etwa **5 Tropfen** auf etwas Milchzucker. Die Dosishäufigkeit richtet sich nach der Schwere des Falles.

▶ Camphora wirkt so stark, daß man Kinder in der Regel nur an der Arzneiflasche riechen lassen soll.

Carduus marianus

Wirkungsrichtung

Allgemein

- Im Vergleich zu anderen homöopathischen Arzneimitteln läßt sich Carduus marianus ohne Verlust seiner Wirksamkeit anderen homöopathischen, aber auch allopathischen Medikamenten hinzufügen, wenn eine Erkrankung mit Beteiligung der **Leber** (das sind wohl die meisten) abläuft. Die Wirkung der übrigen Mittel wird dadurch erheblich gesteigert.

▶ Es reicht dabei **1 Tropfen pro Gabe** des anderen Arzneimittels aus.

Speziell

- **Leber:** Diese ist die Hauptwirkungsrichtung von Carduus marianus. Es ist hilfreich bei allen Fällen von **Leberschwellung**, sei es im Rahmen einer Erkältung oder infolge des zu reichlichen Genusses alkoholischer Getränke.
- Es wirkt in allen Fällen **hepatogener Obstipation** und in fast wunderbarer Weise bei der **alkoholtoxischen Leberzirrhose** sowie bei einer **alkoholtoxischen Gastritis** und deren Folgezuständen:

▶ Am besten in Verbindung mit *Nux vomica*.

- **Gallensteine:** Kleinere gallengängige Steine gehen mit diesem Mittel problemlos ab. **Entzündungen der Leber**, der **Galle** und der **Gallengänge** – gleich welcher Genese – heilen oft folgenlos aus.
- In Verbindung mit Chelidonium verhindert Carduus marianus die **Neubildung von Gallensteinen**. Wenn ein Gallenstein nicht eingeklemmt ist, kann das Mittel bei der **akuten Gallensteinkolik** mit großer Aussicht auf Erfolg eingesetzt werden.

Wirkungsrichtung

Speziell

- **Hämorrhoiden:** Klagt der Patient über diese, so sollte gleichfalls an Carduus marianus gedacht werden. Oft steckt hinter dem Enddarmleiden eine hepatogene Ursache.
- **Krampfadern** – hierzu gilt das gleiche.

▶ Dabei wird Carduus marianus am besten mit *Hamamelis sulfur* oder *Acidum fluoricum* kombiniert.

- **Milz, vergrößert:** Das Mittel ist hilfreich, auch bei den immer komplizierter werdenden Fällen von **Pfeiffer'schem Drüsenfieber (Mononucleose)**.

▶ In jedem Fall kombiniert man das Mittel am besten mit *Ceanothus americanus.*

Therapiehinweise

▶ **3× 5 Tropfen** reichen als gängige Dosierung aus. In **Notfällen**, bsplw. bei Koliken, kann man das Mittel **alle 15 Minuten 5 Tropfen** oder noch häufiger verabreichen.

Carica papaya

Wirkungsrichtung

Allgemein

- Das Mittel hilft bei allen **Verdauungsstörungen**, insbesondere, wenn sie mit **vergrößerter Leber** und **vergrößerter Milz** sowie Schmerzen in beiden Organen einhergehen.

Speziell

- **Milchunverträglichkeit:** Das Mittel spielt eine große Rolle, wenn man privat oder beruflich mit Chinesen und Japanern zu tun hat. Fast alle Chinesen und die meisten Japaner leiden aufgrund eines angeborenen Enzymdefektes unter einer Milchunverträglichkeit, nehmen aber oft – aus Höflichkeit gegenüber ihren Gastgebern – Milchprodukte zu sich.

Charakteristik

- Oft finden sich als Befund eine **weiß belegte Zunge** und **gelbliche Bindehäute der Augen**.

Therapiehinweise

- ▶ Man nehme **vor jeder Mahlzeit 5 Tropfen ein**.

- ▶ Noch günstiger wirkt es, wenn man, so wie man es in Indien handhabt, **vor dem Essen drei Papaya-Kerne** zerkaut oder zerrieben zu sich nimmt.

Caulophyllum

Wirkungsrichtung

Allgemein

- Caulophyllum ist eines der ganz großen **»Frauenmittel«**.
- Seine Hauptindikationen sind **Scheinwehen** oder **nicht ausreichende Wehentätigkeit** beim **Geburtsvorgang**, mit großer **Schwäche, Rigidität des Muttermundes** mit Schmerzen wie Nadelstiche. Dies ist ein Zustand, wie man ihn gerade bei älteren Erstgebärenden häufig findet. Der Geburtsvorgang wird dann auch oft schwächer und schwächer, die Patientinnen sind durstig, oft fiebrig und geschwächt.

▶ Man gebe Caulophyllum **alle 5–10 Minuten**. So wird der Geburtsvorgang oft in erstaunlich kurzer Zeit zu Ende gebracht.

Speziell

- **Fehlgeburten:** Diese sind eine weitere Indikation für Caulophyllum. Insbesondere beim **habituellen Abort** durch **Schwäche der Gebärmutter** und bei drohendem **Abort** mit krampfartigen, herunterdrängenden Schmerzen sowie bei **atonischer Blutung** nach einem Abort ist das Mittel indiziert.

▶ In solchen Fällen gebe man es **alle 10–15 Minuten** mit **5 Tropfen**; im Wechsel mit *Trillium D3* **zwei Tropfen** im gleichen Abstand.

- **Kindslage, abnorme:** Besteht diese, sodaß ein **Kaiserschnitt** droht, aber noch nicht indiziert scheint,

▶ gebe man eine Gabe *Pulsatilla D200*.

- Oft kommt es dann doch noch zu einer Lageänderung des Kindes. Nach dieser Korrektur der Kindslage bringt dann Caulophyllum den Geburtsvorgang in erstaunlich kurzer Zeit in Gang.

Wirkungsrichtung

Speziell

- **Klimakterische Beschwerden:** Besonders, wenn diese mit großer Anspannung, Rastlosigkeit, Sorge um Kleinigkeiten und Arbeitsunlust verbunden sind:

▶ Man gebe Caulophyllum **4× täglich 1 Tropfen.**

- **Krampfartige Menstruationsschmerzen** mit **schwachem Menstruationsabfluß**, sind eine weitere Heilanzeige.

▶ Dabei gebe man Caulophyllum **alle halbe bis ganze Stunde 5 Tropfen.**

- Eigenartigerweise wirkt Caulophyllum auch bei **rheumatischen Schmerzen der Mittelhand** und der **Fingerknochen**, besonders bei Frauen.

▶ Man gebe **4× täglich 1 Tropfen.**

- Als letzte Indikation soll der hartnäckige **Schluckauf** genannt werden.

▶ Man gebe **10 Tropfen** Caulophyllum **alle halbe Stunde**, um die belästigende Störung zu beenden.

Ceanothus americanus

Wirkungsrichtung

Allgemein

- Ceanothus wirkt mehr auf die Milz, *Carduus marianus* mehr auf die Leber. Beide kombiniert sind als Medikament »unschlagbar«.

Speziell

- Das Mittel wirkt vor allem bei **Vergrößerung der Milz** und der **Leber**, gleich welcher Ursache.
- Je größer die **Milzschwellung**, desto mehr ist Ceanothus angezeigt und kann seine heilkräftige Wirkung entfalten.
- Bei der akuten oder chronischen **Splenitis** mit tiefsitzenden Schmerzen im linken Oberbauch übertrifft es alle anderen homöopathischen – und wohl auch allopathischen – Medikamente an Wirksamkeit.

Therapiehinweise

▶ Man gebe **3× täglich 2 bis 5 Tropfen**, entsprechend der Intensität der Beschwerden.

▶ Man **mische** beide Arzneimittel zu gleichen Teilen und gebe **3× 5 Tropfen**.

▶ Ceanothus wirkt jedoch nicht nur innerlich. Man kann die Urtinktur im Verhältnis 1 : 9 mit Olivenöl mischen und diese Mischung dann sanft mehrmals täglich über die **Milz- und Leberregion** verreiben.

Centaurium

Wirkungsrichtung

Allgemein/Speziell

- Appetitanregend und lindernd bei unzureichender **Magensäurebildung**
- Erhöhung der **Magensaftsekretion**
- Unterstützt die Heilung von **Leber- und Gallebeschwerden**
- Fördert die **Verdauung**

Therapiehinweise

▶ Kombination mit *Artemisia absinthum* und *Gentiana* möglich

▶ Erwachsene: **3× täglich 15–25 Tropfen**
Für Kinder nicht geeignet! Alternative: *Foeniculum, Carum carvi.*

Chelidonium

Wirkungsrichtung

Speziell

- Wichtiges **Leber-Gallemittel** durch spasmolytische, analgetische und cholagoge Effekte.

Therapiehinweise

▶ Kombination günstig mit *Carduus marianus, Cynara scolymos, Absinthum, Fumaria*

▶ Erwachsene: **3× täglich 15–25 Tropfen**
Kinder: **3× täglich 10 Tropfen**
Kleinkinder: **3× täglich 1 Tropfen pro Lebensjahr**

Chimaphila umbellata

Wirkungsrichtung

Allgemein

- Die Hauptwirkungsrichtung des Mittels sind die **ableitenden Harnwege**. Viele **chronische Blasenentzündungen** können dadurch ausgeheilt werden.

▶ Man gebe **alle 3 Stunden 5 Tropfen.**

Speziell

- **Chronische Harnröhrenstriktur:** Ein sehr dankbares Therapiesegment, speziell nach Trauma oder Entzündung.

▶ Man gebe **alle 3 Stunden 5 Tropfen.**

- **Brustschmerzen durch Abszeß** oder **nicht operierten** oder nicht operierbarem **Tumor**. Eine Linderung der Schmerzen wird erreicht:

▶ Man gebe **alle 3 Stunden 5 Tropfen.**

- **Brüste, weibliche:** Wenn es durch die Einnahme von Ovulationshemmern zu einer Größenzunahme gekommen ist. Eine solche Zunahme der Brustgröße mag manchmal erwünscht sein, oft aber sind zu große Brüste eine Qual und der Druck der BH-Träger kann zu **neurologisch-orthopädischen Störungen** führen. Versuchsweise kann vor einer **Standard-Brustverkleinerung**:

▶ **Chimaphila 3× 1 Tropfen** eingesetzt werden. Das Mittel sollte man mit *Mammae sicate D3* **3× täglich 2 Tabletten** ergänzen.

Therapiehinweise

▶ Weitere **Ergänzungsmittel**, die je nach Fall zu erwägen sind: *Calcium fluoricum D3* **2× eine Tablette** oder *Alfalfa* **5 Tropfen** nach jeder Mahlzeit.

Chininum sulfuricum

Wirkungsrichtung

Allgemein

- Das Mittel gehört zu den großen symptomatisch (also nicht ursächlich) wirkenden **Fiebermitteln**.
- Es ist immer dann angezeigt, wenn es zu regelmäßigen **Anfällen von Schüttelfrost, Fieber** und **Schweiß** kommt. Bspl.: **Malaria**, gegen die in früheren Zeiten Chininum das einzige Arzneimittel darstellte.

Therapiehinweise

- ▶ Man gebe **3× täglich 5 Tropfen**.
- ▶ Das Mittel läßt sich gut mit *Aconitum* ergänzen. Zu gleichen Teilen mit Chininum sulfuricum gemischt und wenige Minuten vor dem zu erwartenden Fieberanfall gegeben, kann es diesen oft verhindern.

Chionanthus virginicus

Wirkungsrichtung

Speziell

- **Diabetes:** Das Arzneimittel wirkt gut, wenn die Leber mit in das Geschehen einbezogen ist, wenn also **Schmerzen unterhalb des rechten Rippenbogens** bestehen und eine Neigung zu **krampfartigen Bauchschmerzen** besteht, die mit **Stirnkopfschmerzen** und **weißen Stühlen** verbunden sind.
- **Gallensteine, Bildung von:** Chionanthus verhindert deren Bildung.

▶ Man gebe als Kur **3× täglich 5 Tropfen in 4 Eßlöffel Wasser**, am besten **ergänzt** mit jeweils **5 Tropfen** *Carduus marianus.*

- **Gallensteinkoliken:** Hier schafft Chionanthus oft sofortige Erleichterung, vorausgesetzt, der Stein ist nicht eingeklemmt. Häufig vermag das Mittel das Leiden sogar dauerhaft zu heilen.

▶ Man gebe **10 Tropfen in 4 Eßlöffel Wasser**, am besten **ergänzt** durch **5 Tropfen** *Carduus marianus.*

- **Migräne:** Zu empfehlen bei bestimmten Formen, wenn die Schmerzen eher in der Stirn über den Augen lokalisiert sind. Dabei sind die Augäpfel schmerzhaft, es kommt zu einem **bitteren, grünlichen Erbrechen** mit **Schmerzen in der Leber** und **krampfartigen Bauchschmerzen**.

▶ **5 Tropfen in 4 Eßlöffel Wasser jede Stunde** sollten den Anfall abklingen lassen.

Therapiehinweise

▶ Bei der Behandlung des Diabetes mellitus läßt sich Chionanthus gut mit *Syzygium* und *Datisca* kombinieren. **Jeweils 10 Tropfen von jedem Mittel** zusätzlich zu Chionanthus verbessern die Behandlungsaussichten erheblich und helfen, zusammen mit einer Diät und einer vernünftigen Lebensführung, orale Antidiabetika einzusparen.

Chirata indica

Wirkungsrichtung

Speziell

- Das Mittel wird vorrangig in Indien bei der Behandlung der **Malaria** angewandt, wenn folgende Symptome vorliegen:

Charakteristik

- Schüttelfrost am Morgen, der lange andauert und dann von einer drei- bis vierstündigen Hitze mit Durst, Übelkeit, Erbrechen gefolgt wird.

Therapiehinweise

▶ Man gebe **1–3× täglich 2 Tropfen**.

Cholesterinum

Wirkungsrichtung

Speziell

- Das Mittel stammt aus der amerikanischen Homöopathie, wo es mit bemerkenswertem Erfolg bei der Behandlung der **Gallensteinkolik** und von **Gallensteinleiden** eingesetzt wird.

Therapiehinweise

▶ Während einer Gallensteinkolik gebe man **alle 30–60 Minuten** – eventuell öfter – **5 Tropfen** und zur Nachbehandlung **3× täglich 1 Tropfen**.

Cimicifuga

Wirkungsrichtung

Allgemein

- In erster Linie ist Cimicifuga ein **Frauenmittel**. Zu seinen charakteristischen Zeichen gehört die Verschlimmerung aller Beschwerden zu Beginn der **Menstruation**.

▶ In solchen Fällen gebe man **alle 3 Stunden 1 Tropfen**, bis die Beschwerden abklingen.

Speziell

- **Augen, Überanstrengung der:** Häufig Folge vom Arbeiten am Bildschirm. Gefühl der Steifheit der Muskulatur von Stirn und Nacken. Auch hier leistet Cimicifuga gute Dienste.

▶ Man nehme **1 Tropfen mit 4 Eßlöffeln Wasser alle 2 Stunden**.

- **Klimakterische Beschwerden:** Sehr häufig sind **Herzklopfen, Kurzatmigkeit** und **Schmerzen in der Herzgegend**.

▶ Man **mische** 20 Tropfen Cimicifuga, 20 Tropfen *Gelsemium* und 20 Tropfen *Pulsatilla* mit 200 cm^3 Wasser und nehme **alle 2 Stunden einen Teelöffel**.

- **Menopause:** In dieser Situation genießt Cimicifuga seinen größten Ruf. Es »gaukelt« dem Hypothalamus vor, daß genug Östrogene vorhanden seien und verhindert dadurch die hypothalamischen Reaktionen, insbesondere die so überaus lästigen **Hitzewallungen**.

▶ Man gebe dazu **1 Tropfen** Cimicifuga **auf 4 Eßlöffel Wasser 3× täglich** oder in akuten und sehr hartnäckigen Fällen alle 3 Stunden.

- **Rheumatische Beschwerden**.

▶ Siehe hierzu die Kombination unter *Bryonia*.

Wirkungsrichtung

Speziell

- **Totgeburt:** Gute Erfolge wurden mit Cimicifuga in Fällen beobachtet, in denen Mütter ständig unter Totgeburten leiden.

▶ In solchen Fällen empfiehlt es sich, der werdenden Mutter ab dem fünften Schwangerschaftsmonat **1 × täglich 1 Tropfen** Cimicifuga zu verabreichen.

Clematis

Wirkungsrichtung

Speziell

- **Harnröhre:** Bei **organischen Strikturen der Harnröhre** und daraus resultierenden Schmerzen wirkt Clematis wahre »Wunder«.
- **Hoden:** Ähnlich gute Erfolge sieht man bei **schmerzhaften Schwellungen** der **Hoden** bzw. des **Hodensacks**.

Therapiehinweise

▶ Man gebe **alle drei Stunden 3 Tropfen**.

Coccus cacti

Wirkungsrichtung

Allgemein/Speziell

- Coccus cacti ist ein Spezialmittel für **Keuchhusten**, insbesondere dann, wenn er von **zerebralen Krampfanfällen** begleitet wird.
- Es wirkt allerdings auch bei allen anderen **Infektionen der oberen Luftwege**, wenn der Patient als Leitsymptom beklagt, daß sich ein Haar oder ein Faden in seiner Kehle befände und ihn zu erstickenden **Hustenanfällen** reize (besonders morgens nach dem Erwachen). Der Coccus cacti-Husten ist dick, klebrig und schleimig.
- Weniger bekannt ist, daß Coccus cacti auch als **Herzmittel** eingesetzt werden kann und zwar speziell dann, wenn der Patient über **stechende Herzschmerzen** und das **Aushusten von klumpigem Blut** klagt.

Therapiehinweise

- ▶ Gängige Dosierung: **3× täglich 5 Tropfen.**
- ▶ Als Herzmittel kombiniere man es am besten mit *Crataegus* **3× 10 Tropfen.**

Coffea

Wirkungsrichtung

Allgemein/Speziell

- Die Urtinktur des Kaffees regt das Gehirn an (zentrales **Analeptikum**).
- Innerhalb der Homöopathie ist es ein Spezialmittel zur Behandlung der **Chorea minor**.

▶ Man gebe **alle 10 Minuten 10 Tropfen in 4 Eßlöffel Wasser**. In der Regel reichen **drei Gaben** aus, um den Krankheitsverlauf günstig zu beeinflussen.

- Der deutsch-amerikanische Internist MAX GERSON hat darüber hinaus Kaffee zur Behandlung von vielerlei Erkrankungen eingesetzt: Zuerst heilte er sich selbst von seiner **Migräne**, später wurde das Mittel zur Therapie der **Hauttuberkulose** erfolgreich eingesetzt.
- In seiner Klinik in Tijuana an der mexikanisch-nordamerikanischen Grenze spielte der Kaffee eine bedeutsame Rolle bei der Behandlung von als unheilbar geltenden **Krebserkrankungen**.

▶ **1 Eßlöffel gemahlener Kaffee** wird dazu **in 1 Liter Wasser über 15 Minuten ausgekocht**. Anschließend läßt man ihn bis zum Erreichen von Körpertemperatur ziehen. Dieser Kaffeesud wird dann als rektaler Einlauf verabreicht, mit der Anweisung, in 15 Minuten dort zu belassen.

- Anschließend kommt es bei fast allen chronischen Erkrankungen zu einer massiven Toxinausscheidung mit sichtlicher Erleichterung der Symptomatik. Auch werden die äußerst therapieresistenten **Tumorschmerzen** erheblich gelindert, ohne daß man andere Analgetika anzuwenden braucht.

▶ Ein solcher Einlauf kann, je nach Bedarf, **mehrmals täglich** angewendet werden.

Coffeinum

Wirkungsrichtung

Allgemein

- Coffein stellt – zusammen mit Camphora – eines der stärksten **Stimulantien** dar.

Speziell

- Man kann das Mittel allein geben oder im Verhältnis 1 : 9 mit Milchzucker verreiben, um ein **drohendes Herzversagen** zu vermeiden.

Therapiehinweise

▶ Man gebe **alle 10 bis 15 Minuten** eine Messerspitze der Mischung.

Condurango

Wirkungsrichtung

Speziell

- Bei dem geringsten Verdacht eines **Tumorgeschehens im Magen**, sollte neben den anderen diagnostischen und therapeutischen Maßnahmen der schulmedizinischen Behandlung Condurango:

▶ **3× 5 Tropfen** gegeben werden.

- Nach recht zuverlässigen indischen Quellen werden die Heilungschancen eines jeglichen Tumors – unabhängig von seiner Dignität – durch das Mittel ganz erheblich verbessert.

Therapiehinweise

▶ Die Wirkung läßt sich noch steigern, wenn man sie durch **3× täglich 5 Tropfen** *Hydrastis* ergänzt.

Convallaria maialis

Wirkungsrichtung

Allgemein

- Convallaria ist das große **Antiarrhythmikum** unter den homöopathischen Arzneimitteln.

Speziell

- Es wirkt in allen Fällen von **unregelmäßigem Puls**, insbesondere dann, wenn die Pulsstörung Folge eines erworbenen **Herzklappenfehlers** ist. Die günstigsten Ergebnisse erzielt man bei Folgen der **Mitralstenose** bzw. der **Mitralinsuffizienz** – den häufigsten erworbenen Klappenfehlern.
- Convallaria beruhigt das Herz, verlangsamt den Puls und macht ihn regelmäßig.
- **Kardiale Ödeme** werden ausgeschwemmt. Ein **Herzbeutelerguß** bildet sich zurück.
- Convallaria hilft aber auch bei anderen Folgen der **Herzinsuffizienz** wie **Herzklopfen, Atemnot, verminderter Urinproduktion** und **Ödemen der Füße (Rechtsherzinsuffizienz)**.

Therapiehinweise

▶ Man gebe **3× täglich 4 Tropfen in 4 Eßlöffel Wasser**.

▶ Der ideale Kombinationspartner für Convallaria ist *Crataegus*. Beide Mittel zu gleichen Teilen gemischt, gibt man in der Dosierung von **3× täglich 5 bis 10 Tropfen.**

Cornus alternifulia

Wirkungsrichtung

Speziell

- Das Mittel ist ein Spezifikum bei **Frostschäden der Haut**, insbesondere dann, wenn eine starke Absonderung auftritt.

Therapiehinweise

▶ Man gebe **3× täglich 5 Tropfen**.

Crataegus oxicanthus

Wirkungsrichtung

Allgemein

- Crataegus ist das wichtigste **Herzmittel** der Naturheilkunde. Man kann es, mit großer Aussicht auf Erfolg, bei jeder Erkrankung des Herzens anwenden.

Speziell

- **Herzinsuffizienz:** In allen Fällen indiziert. Es wirkt unabhängig davon, ob es sich um eine relative Herzschwäche als Folge eines Trainingsmangels (bspw. beim Bergsteigen, Bergwandern) oder um die Folge eines Klappenfehlers handelt. Crataegus verlangsamt den Puls, vermehrt die Herzkraft über eine Mehrdurchblutung der Herzmuskulatur, schwemmt Ödeme aus, steigert die Urinproduktion und macht den Atem tief und frei.
- Crataegus hilft auch, allerdings weniger deutlich, bei **Angina pectoris** und in vielen Fällen von **Herzklopfen** sowie in allen Fällen von **Atemnot** selbst bei geringer Anstrengung.
- **Rheumatische Herzerkrankung:** Das Mittel kann in allen Fällen allein oder kombiniert mit anderen angezeigten Mitteln gegeben werden.

Therapiehinweise

► Crataegus gehört zu denjenigen Mitteln, die sich kaum überdosieren lassen.
In **chronischen Fällen** gebe man **3× täglich 10–20 Tropfen**, in **akuten Fällen alle 10–15 Minuten 10–15 Tropfen** in etwas Wasser.

Crocus

Wirkungsrichtung

Speziell

- Crocus hat gute Wirkung als ergänzende Therapie bei **bösartigen Tumoren des Enddarms**.

Therapiehinweise

▶ Man gebe alle **3 Stunden 5 Tropfen**.

Cubeba

Wirkungsrichtung

Allgemein

- In der Vorantibiotika-Ära war Cubeba eines der besten Heilmittel zur Behandlung der **Gonorrhöe im Anfangsstadium**, mit dickem, gelblichem Ausfluß aus der Harnröhre und brennenden Schmerzen beim Wasserlassen.
- Das Mittel ist auch heute noch nicht obsolet, ist doch die Gonorrhöe wieder im Zunehmen begriffen und bedarf höherer Antibiotika-Dosierungen. Cubeba kann ohne Wirkungseinbuße zusammen mit den angezeigten Antibiotika gegeben werden. Es scheint die Ausbildung sogenannter »L-Formen« der Gonokokken zu verhindern und Spätfolgen vorzubeugen, z. B. Littreitis).

Therapiehinweise

▶ Man gebe **2× täglich 5 Tropfen** in **4 Eßlöffeln Wasser**.

Damiana

Wirkungsrichtung

Allgemein

- Während Caulophyllum ein fast ausschließliches Frauenmittel ist, stellt Damiana eines der **»Männermittel«** schlechthin dar.
- Allerdings stärkt es auch das gesamte Nervensystem und verleiht dem Körper Schwung, unabhängig von der Geschlechtszugehörigkeit und ist deshalb in allen Fällen von **körperlicher und geistiger Erschöpfung** angezeigt.

Speziell

- **Impotenz, Potenzstörung:**
  Bei erschöpften Männern heilt Damiana **Spermatorrhöe** und ist das Hauptmittel gegen **Impotenz**, besonders nach überstandenen **Geschlechtskrankheiten, sexuellen Exzessen** oder **Verletzungen der Wirbelsäule**.
- Bei der **chronischen Absonderung aus der Prostata (»Prostatakatarrh«)**, hilft es relativ schnell und heilt die Urininkontinenz alter Männer, besonders das lästige und peinliche Nachträufeln (Geruch!).

Therapiehinweise

- ▶ Gewöhnlich reichen **2–4 Tropfen in 4 Eßlöffeln Wasser** aus.
- ▶ Ist die Impotenz Folge einer **Verletzung der Spinalnerven**, kombiniere man Damiana (**2× täglich 5 Tropfen**) mit *Hypericum* (**2× täglich 1 Tropfen**).
- ▶ Tritt Impotenz als Folge von Infektionen, besondere **Syphilis** oder **Gonorrhöe** auf, sollte Damiana mit *Agnus castus* kombiniert werden. Man gebe **2× täglich 5 Tropfen Damiana** und **2× täglich 2 Tropfen Agnus castus**.

Therapiehinweise

- Ist die Ursache der Potenzstörung nicht genau bekannt oder liegt eine Kombination aus mehreren Ursachen vor, versuche man eine Mischung aus: **Damiana 5 Tropfen**, *Salix nigra D1* **5 Tropfen** und *Sabal serrulata* **5 Tropfen** und nehme **1× täglich** von der **Mischung**.

- Bei sonstigen Fällen von **Impotenz** sollte Damiana **2× täglich** gegeben werden, am besten **5 Tropfen zusammen mit 5 Tropfen** *Avena sativa* und – wenn irgend möglich – mit *Ashwaganda*, dem indischen Pendant zu Ginseng. Diese Kombination wirkt vor allem dann, wenn die Impotenz Folge sexueller Anstrengung ist. Nach Meinung indischer Ärzte kann das letztere Mittel jeden Vergleich mit chemisch definierten Präparaten aushalten.

- Bei sexueller Unlust:
  Frauen:

Yohimbinum	20 ml	**3× 15–25 Tropfen**
Eleuterococcus	20 ml	

Drosera

Wirkungsrichtung

Speziell

- Drosera ist das wichtigste Mittel bei **Keuchhusten**, wenn folgende Symptome vorliegen:

Charakteristik

- Die **Hustenanfälle** folgen so heftig aufeinander, daß das Kind kaum in der Lage ist, dazwischen Atem zu holen.
- Dabei besteht ein **Kratzen im Kehlkopf** mit dem Gefühl, daß irgend etwas in der Kehle steckt (besonders rechts).
- Die Hustenanfälle, die auch durch den **Kehlkopfreiz** ausgelöst werden können, enden dann in **Erstickungsgefühlen** mit profusem kaltem Schweiß.
- Gewöhnlich tritt eine **Verschlimmerung** der Beschwerden nachts ein sowie unmittelbar nach dem Hinlegen.

Therapiehinweise

▶ Man gibt zunächst Drosera **2–5 Tropfen** und wartet dann ab.

▶ **Nie** sollte man eine **weitere Dosis unmittelbar darauf** folgen lassen, weil erstens die vorausgegangene Dosis antidotiert wird und zweitens die ganze Situation sich zum Unguten wenden kann. Wenn überhaupt, sollte eine zweite Gabe erst in der darauffolgenden Nacht zum Zeitpunkt des zu erwartenden Anfalls gegeben werden.

Dulcamara

Wirkungsrichtung

Allgemein/Speziell

- Eine der Hauptanzeigen von Dulcamara sind **Koliken** und **Durchfälle**, die nach der **Unterdrückung von Hautausschlägen** auftreten oder sich durch kaltes Wetter verschlimmern.
- Eine weitere Hauptanzeige sind **entzündliche rheumatische Erkrankungen**, die durch unterdrücktes Schwitzen aufgetreten sind, wenn das Wetter nach niedrigen Temperaturen mit hoher Luftfeuchtigkeit umschlägt.
- Schließlich wirkt es bei **Erkältungen** mit Benommenheit und Zittern, einem Gefühl, als ob die Kälte in den Knochen säße.
- Zuverlässige Ergebnisse erzielt man mit Dulcamara bei der **Bronchitis** älterer Menschen und kleiner Kinder bei drohendem Lungenversagen.
- Hauptmittel bei **Herpes genitalis**, insbesondere dann, wenn **Hitzegefühle** und **Juckreiz** sowie ein gesteigertes **sexuelles Verlangen** bestehen.
- Dulcamara kann **verstärkten Speichelfluß**, wie er sich als Nebenwirkung von **Quecksilber (Amalgam)** findet, bessern.
- Jeder **Bronchialkatarrh**, insbesondere bei älteren Menschen, der sich bei Wetterwechsel zu feuchtkalter Witterung hin verschlechtert und von **grünem Auswurf** begleitet ist, bessert sich mit Dulcamara.
- Bemerkenswert sind auch die antirheumatischen Wirkungen des Mittels: Es wirkt bei **Lähmigkeitsgefühl im unteren Rücken und im Schulter-Nacken-Bereich**. Speziell dann, wenn diese mit ziehenden Schmerzen und der typischen Auslösung durch Verkühlung oder Nässung einhergehen.

Wirkungsrichtung

Allgemein/Speziell

- Dulcamara wirkt zudem hervorragend bei **Durchfällen** im Spätsommer mit heißen Tagen und kühlen Nächten.

Therapiehinweise

► Man gibt es **alle 3 Stunden, 1 Tropfen bis 3× täglich**, je nach Schweregrad der Beschwerden.

Echinacea angustifolia

Wirkungsrichtung

Allgemein

- Es ist nicht zuviel gesagt, wenn Homöopathen behaupten, daß Echinacea in der Lage sei, fast jedes **Gift**, das in den Körper eindringt, zu antidotieren und alle Krankheiten, die durch solche Gifte erzeugt werden, zu heilen.

Speziell

- **Bisse, Stiche:** In tropischen Ländern, vor allem in Indien, wird Echinacea mit gutem Erfolg bei nicht giftigen **Schlangen-** und **Hundebissen**, bei **Stichen** durch **giftige Dornen, Fischstacheln** oder **Muscheln** angewandt.

▶ In diesen Fällen wäscht man die Wunde (sauberes Wasser und Seife reichen meist aus) und bedeckt sie mit einem **Verband**, der ständig mit **Echinacea-Tinktur**, verdünnt mit drei Teilen Wasser, feucht gehalten wird.

- Bei **Schlangenbissen** wird in Indien Echinacea auch als subkutane Injektion angewandt. **Stiche** giftiger Insekten, wie bsplw. von **Skorpionen** werden mit reiner Urtinktur eingerieben. In der Regel stellt sich dann eine deutliche Linderung der Schmerzen ein, eine weitere Entzündung des Gewebes wird verhindert.

- **Durchfallerkrankungen:** Hier wirkt Echinacea insbesondere bei der **bösartigen Dysenterie** und der **Cholera infantum**.

▶ Man gebe **4× täglich 2–5 Tropfen**, dazu **Einläufe** aus **20 Tropfen Echinacea auf 1 Glas warmen Wassers**.

- **Erysipel:** Diese stellen einen »Sonderfall« dar.

Wirkungsrichtung

Speziell

- ▶ Wir behandeln mit **Echinacea-Injektionen 4× täglich**, dazu **alle 2 Stunden 10 Tropfen Echinacea-Tinktur**. Auf die entzündeten Hautteile gebe man **Kompressen**, die in einer Lösung aus einem Teil Echinacea und neun Teilen heißen Wassers getränkt sind.

- **Gonorrhöe:** In der »Vorantibiotika-Ära« war Echinacea eines der Hauptmittel. Bezüglich der Dosierung und der eingeschränkten Indikation gilt das gleiche wie für die Behandlung der Syphilis.
- **Infektionen, gynäkologische**, der **Scheide** und des **Muttermundes**:

- ▶ Man kann zusätzlich **Scheidenspülungen** mit Echinacinlösung durchführen und einen **Echinacea-Glyzerin-Tampon einlegen.**

- **Infizierte Wunden:** Hier vermag Echinacea »wahre Wunder« zu bewirken.

- ▶ Oral verabreicht man **4× täglich 10 Tropfen**, ergänzt durch **lokale Umschläge**. Dazu löst man Echinacea in gleichen Anteilen Glyzerin. Das Ganze wird komplettiert durch **Injektionen** mit Echinacea-Ampullen.

- **Kindbettfieber, Septikämie, Bauchfellentzündungen, Entzündungen des Beckenraumes**

- ▶ Man gibt Echinacea als zusätzliches Heilmittel: **10 Tropfen alle 1–2 Stunden.** Dazu injiziert man **2× täglich Echinacea-Ampullen.**

- **Krebserkrankung:** Weniger bekannt ist Echinacea als Mittel der letzten Krankheitsstadien. **Tumorschmerzen** können gelindert werden durch:

- ▶ Injektionen mit Echinacea, äußerliche und innerliche Anwendungen (siehe dazu auch *Coffea*).

Wirkungsrichtung

Speziell

- **Meningitis**

▶ Man kann zusätzlich zum angezeigten Mittel, ob homöopathisch oder allopathisch, auch Echinacin geben: **Alle 2 Stunden 5–10 Tropfen**, dazu kalte Echinacea-Umschläge auf den Kopf- und Nackenbereich.

- **Syphilis:** Die ausschließliche Behandlung dieser Krankheit mit Echinacea dürfte obsolet sein. Allerdings spielt das Mittel eine Rolle als zusätzliches Therapeutikum, um die Herausbildung von **L-Formen** zu verhindern.

▶ Hierzu geben wir **4× täglich 10 Tropfen** Echinacea in **4 Eßlöffel Wasser**.

- **Thypus:** Hier entfaltet sich die antiseptische Wirkung von Echinacea. Innerhalb kürzester Zeit gehen die Stuhlmengen zurück und der aashafte Geruch verschwindet. Das Fieber weicht erst später.

▶ Man gebe **alle 3 Stunden 3 Tropfen** Echinacea **in 4 Eßlöffeln Wasser** und **injiziere Echinacea Ampullen**.

▶ Ergänzt wird die Behandlung mit *Baptisia* – **6× täglich 10 Tropfen**, dazu eine **einzelne Gabe** von *Typhoid D200*.

- Einen Sonderfall stellen die **deliranten Typhusformen** dar.

▶ Die vorhergehend angeführte Medikation mit Echinacea wird durch **60 Tropfen** *Passiflora* in **4 Eßlöffel Wasser** gegeben – um 20^{00} abends ergänzt. Eine Stunde später sollte die Gabe wiederholt werden.

- **Verbrennungswunden, Karbunkel** und **Ekzeme**: Echinacea hilft insbesondere, wenn diese superinfiziert sind, wie bsplw. bei **Acne conglubata** oder schweren Formen von **Psoriasis**.

Wirkungsrichtung

Speziell

▶ Man gebe **4× täglich 1 Tropfen** Echinacea. Ergänzt wird die interne Behandlung durch Umschläge mit Echinacea, ein Teil gemischt mit vier Teilen Glyzerin oder Kompressen, die mit einer Mischung aus einem Teil Echinacea und neun Teilen heißen Wassers getränkt sind. Die Erleichterung stellt sich fast augenblicklich ein.

▶ Immunstimulans bei Erkältungen, Halsschmerzen, Grippe etc.
Mischung:
Propolis 1 T
Echinacea 1 T
Eleuterococcus 1 T
3× 15–25 Tropfen gurgelnd schlucken
(Bei älteren Patienten Eleuterococcus durch Ginseng ersetzen!)

Eleutherococcus

Wirkungsrichtung

Allgemein

- Vor allem für jüngere Menschen geeignet
- Erschöpfung
- Leistungssteigerung
- Nervosität
- Rekonvaleszenz nach Krankheiten
- Stress
- Überarbeitung

Therapiehinweise

▶ Erwachsene: **3× täglich 15–25 Tropfen**
Kinder: **3× täglich 10 Tropfen**
Kleinkinder: **3× täglich 1 Tropfen pro Lebensjahr**

Equisetum

Wirkungsrichtung

Allgemein/Speziell

- **Bettnässen:** Neben *Sepia* und *Causticum* ist hier Equisetum das Hauptmittel. Man wende sich allerdings Equisetum erst zu, wenn *Sepia* und *Causticum* versagt haben.

▶ Als Dosierung haben sich **3× täglich 3 Tropfen** bewährt.

- **Blase, schwache:** Bei alten Männern, die den Urin nicht halten können, der in die Kleidung träufelt, mit **konstantem Harndrang**, der durch Wasserlassen nicht gebessert wird, ist Equisetum das Mittel.

▶ Man gebe **10 Tropfen** auf ein **halbes Glas Wasser**, das man **alle zwei Stunden** austrinkt.

- Equisetum ist auch dann angezeigt, wenn es bei **neurologischen Störungen** zu **Inkontinenzerscheinungen** kommt (z. B. bei **Multipler Sklerose**).

▶ Man gebe **alle drei Stunden 5 Tropfen**, um die **Streßinkontinenz** zu bessern.

- **Wurmbefall:** Wirkt besonders bei Kindern, wenn die Beschwerden von **heftigem Zähneknirschen** und **Nasenbohren** begleitet sind.

▶ Vorher sollte *Cina* und *Santonin* versucht werden.

Charakteristik

- Wegweisend für Equisetum ist ein **roter, schmutzig wirkender** und **stark riechender Urin**.

Eucalyptus

Wirkungsrichtung

Allgemein

- Eucalyptus wurde früher in allen Fällen von **Malaria** eingesetzt, bei denen keine signifikanten Symptome vorlagen.
- In den Zeiten, als die **Diphtherie** noch verbreitet war, wurde Eucalyptus bei den bösartigen Fällen mit **eitriger Superinfektion** als internes Mittel und zum Gurgeln eingesetzt.

Speziell

- **Konjunktivitis, geschwürige**

▶ Eucalyptus-**Augentropfen** (der Tropfen, der sich auf einer Nadelspitze bildet) in 4 Eßlöffel destillierten Wassers gelöst. **4× täglich 3 Tropfen** in jedes Auge bis zur Linderung der Schmerzen, leiten den Heilungsprozeß ein.

- **Ohrenlaufen, chronisches (Otorrhöe)**, mit übelriechender Absonderung aus dem Ohr:

▶ **Ohrspülungen** mit einer Mischung aus Wasser und Eucalyptus zu gleichen Teilen bringen schnelle Besserung.

- **Infekte der oberen Luftwege:** Diese Anwendung von Eucalyptus ist die bekannteste. Insbesondere, wenn **Krupp** droht, bringt Eucalyptus rasche Besserung.

▶ Es wird am besten durch *Jaborandi* ergänzt – zu gleichen Teilen. Man gebe **10 Tropfen** der Mischung auf ein Stück Zucker **alle halbe Stunde**.

▶ Ergänzt wird die Therapie durch einen **Zwiebelumschlag** um Hals und Brust: Man erhitze gehackte Zwiebeln in einem Backofen und wickle die Zwiebeln dann in ein Handtuch ein.

Charakteristik

- Zum Arzneimittelbild gehören **hohes Fieber, heftiges Herzklopfen** und ein **schleimiger, eitriger Auswurf**. Dazu ferner **Darmprobleme mit fauligen Stühlen** und **Nierenbeschwerden**.

Therapiehinweise

- ▶ Man gebe **alle 3 Stunden 3 Tropfen**.
- ▶ Bei der **Nierenentzündung** verabreiche man **alle 2–3 Stunden 2 Tropfen**.

Eupatorium perfoliatum

Wirkungsrichtung

Speziell

- Das Mittel wirkt hervorragend bei **Fieberschüben**, wenn folgende Symptome gegeben sind:

Charakteristik

- **Intermittierende Fieber mit Schüttelfrost** von sieben bis neun Uhr.
- Tiefsitzende **Schmerzen in allen Knochen** vor dem Ausbruch des Fiebers.
- **Zerschlagenheitsgefühl** von einem solchen Ausmaß, daß man nicht im Bett liegen kann, stöhnt und schreit, verbunden mit der Unfähigkeit, auf der linken Seite zu liegen.
- Oft finden sich bei solchen Fieberschüben **galliges Erbrechen, Schüttelfrost** und **Hitzegefühl** mit **unstillbarem Durst** vor und während des Schüttelfrostes und des Fiebers.
- Die **Fieber** wiederholen sich an jedem dritten oder siebten Tag.

Therapiehinweise

▶ Man gibt **während** des Fieberschubes **alle 15 Minuten 5 Tropfen** und in den Zeiten **dazwischen 4× täglich 5 Tropfen.**

Euphrasia

Wirkungsrichtung

Speziell

- **Augenerkrankungen, akute:** Hierfür ist Euphrasia ein höchst wirksames Mittel. Dabei ist es gleichgültig, welche Struktur des Auges betroffen ist und welche Krankheitsursache besteht.
- Es wirkt gleichermaßen bei **traumatischen** wie **rheumatischen** oder **entzündlichen Augenerkrankungen**, insbesondere dann, wenn zusätzlich ein **Fließschnupfen** und **ausgeprägter Tränenfluß** von ätzendem Charakter vorliegt.

▶ Je nach Schwere des Falles gibt man **1 Tropfen alle 1–2 Stunden**, sonst **4× täglich 1 Tropfen**.

▶ Es hat sich durchaus bewährt, die orale Gabe mit **Euphrasis-Augentropfen** zu kombinieren. Wer nicht auf Fertigpräparate zurückgreifen will (die durchweg hervorragend sind), nehme einen Teil Euphrasia-Urtinktur auf neun Teile Rosenwasser und gebe **3–4× täglich 3 Tropfen** in jedes Auge.

- Eine andere, sehr wenig bekannte Indikation für den Einsatz von Euphrasia sind **Lernschwierigkeiten bei Kindern** infolge kleinerer **Hirnschädigungen** (MCD).

▶ Man gebe **3× täglich 5 Tropfen**.

Ficus religiosa

Wirkungsrichtung

Allgemein

- Das Mittel wirkt blutstillend bei allen **Blutungen** mit sehr **hellrotem Blut**, gleich welcher Lokalisation und Ursache.

Therapiehinweise

- ▶ Man gebe **5 Tropfen alle 10–15 Minuten** in hoch akuten Fällen.
- ▶ In weniger akuten und bedrohlichen Fällen reichen **4 Gaben zu 5 Tropfen** täglich aus.

Foeniculum vulgare

Wirkungsrichtung

Allgemein/Speziell

- Ideales **»Kindermittel«**
- **antibakteriell**
- **Expectorans, krampflösend, sekretolytisch**
- allgemein bei **Schleimhautentzündungen**
- **Blähungen** und **Bauchkrämpfe bei Säuglingen**

Therapiehinweise

- ▶ Erwachsene: **3× täglich 15–25 Tropfen**
  Kinder: **3× täglich 10 Tropfen**
  Kleinkinder: **3× täglich 1 Tropfen pro Lebensjahr**
- ▶ Kombination mit *Pimpinella anisum* und *Carum carvi* möglich.

Fraxinus americana

Wirkungsrichtung

Allgemein/Speziell

- Fraxinus ist ein **Frauenmittel**, das bei **gutartigen Vergrößerungen des Uterus** – gleich welcher Ursache – angezeigt ist.
- Es wirkt auch bei **Lageanomalien des Uterus** (Retroversio und Retroflexio) und den daraus resultierenden Beschwerden. Oft ist es in der Lage, eine Operation zu verhindern.

Therapiehinweise

▶ Man gebe **3–4× täglich 5–10 Tropfen** in 4 Eßlöffeln heißen Wassers.

Fucus vesiculosus

Wirkungsrichtung

Allgemein/Speziell

- Fucus vesiculosus enthält eine relativ große Menge an Jod und dient daher zur – allerdings nicht standardisierten – Jodsubstitution in Jodmangelgebieten.
- Medizinisch wird es weiterhin als Hauptmittel eingesetzt, um **Übergewicht** zu reduzieren. Es erhöht den Grundumsatz, verbrennt somit Fett und verhindert **Blähsucht**.

Therapiehinweise

- ▶ Man gebe **2× täglich 5 Tropfen** bis zum Erreichen des gewünschten Gewichts.
- ▶ Das Mittel sollte, wenn irgend möglich, mit *Phytolin* kombiniert werden.
- ▶ Zur Reduktion des Appetits kann man zusätzlich *Calotropis gigantea* in der gleichen Dosierung verabreichen.

Gallium aparine

Wirkungsrichtung

Speziell

- Das Mittel ist ein hervorragendes Zusatztherapeutikum bei allen Fällen von **Krebs** und läßt sich mit allen Arzneimitteln und Therapieformen ohne Einbuße der Wirksamkeit kombinieren.

Therapiehinweise

- ▶ Man gebe **4× täglich 30–60 Tropfen** in etwas Milch.

Gelsemium

Wirkungsrichtung

Allgemein

- Gelsemium ist eines der vielseitigsten Mittel der Homöopathie. Es hat sechs große Wirkungsbereiche:
- **Taubheit durch Mißbrauch von Chinin** (kommt heute kaum mehr vor).
- **Rheumatische Erkrankungen** mit **neuralgischen Schmerzen** und einem **Wundheitsgefühl der Muskeln**.
- **Muskellähmungen**, gleich welcher Genese, besonders im Hals- und Gesichtsbereich. (Weniger im Bereich des Rumpfes und der Extremitäten).
- **Lähmungen nach Diphtherie** (heute selten geworden).
- **Krampfanfälle**, besonders im Wochenbett.
- Als **Wehenmittel** immer dann, wenn die Wehen nicht ausreichen, die Schmerzen nach oben – statt nach unten – ziehen und dabei der Uterus atonisch ist, bei weit geöffnetem Muttermund.

▶ In chronischen Fällen gebe man **3× täglich 5 Tropfen**, in akuten Fällen **alle 15 Minuten 5 Tropfen** des Mittels.

Speziell

- Darüber hinaus kann Gelsemium bei verschiedenen spezifischen Krankheitsbildern eingesetzt werden.
- **Asthmaanfälle, schwere**, mit **heftiger Atemnot** und **pfeifender Atmung**.

▶ Man gebe Gelsemium am besten gemischt mit *Sumbul* **8 Tropfen** mit einem Teelöffel Wasser **alle 15 Minuten**, bis Erleichterung eintritt.

- **Herzbeschwerden im Klimakterium:** Hier wirkt es gut zusammen mit *Cimicifuga*.

Wirkungsrichtung

Speziell

- **Spannungskopfschmerz:** Dieser ist eine Hauptindikation für Gelsemium in der Neurologie, besonders dann, wenn die Schmerzen vom Nacken ihren Ausgang nehmen und von dort bis in die Stirn oder das Auge strahlen. Die Patienten klagen oft über das Gefühl, daß ihnen der Kopf vor Schmerz bersten werde. Oft haben sie das Bedürfnis sich niederzulegen, wobei der Kopf hochgelagert werden muß. Ausgeprägt ist das Verlangen nach Ruhe und Einsamkeit. In der Regel bessern sich solche Kopfschmerzen nach Urinabgang. In diesen Fällen ist Gelsemium das angezeigte Arzneimittel.

▶ Man gebe **30 Tropfen** auf **100 cm³ Wasser** und nehme davon **alle halbe Stunde** einen Teelöffel.

- Bei **Neuralgien** mit scharfen, stechenden oder einschießenden Schmerzen ist Gelsemium ein schnell wirkendes Mittel.

Therapiehinweise

▶ Am besten kombiniert man es zu gleichen Teilen mit *Kalmia*, **3× täglich 5 Tropfen der Mischung** mit 4 Eßlöffeln Wasser, in akuten Fällen häufiger.

Gentiana lutea

Wirkungsrichtung

Allgemein

- **Verdauungsstörungen**, Aufstoßen, Blähungen, Völlegefühl

Therapiehinweise

- ▶ Kombination mit *Centaurium, Mentha piperita, Chamomilla, Carum carvi* möglich.
- ▶ Erwachsene: **3× täglich 15–25 Tropfen**
  Für Kinder nicht geeignet! Alternative: Foeniculum, Carum carvi.

Geranium maculatum

Wirkungsrichtung

Allgemein

- Geranium wirkt selbst dann noch **blutstillend**, wenn alle anderen naturheilkundlichen Blutstillungsmittel versagt haben.

Speziell

- **Atonische Nachblutung** nach der Geburt. Hier ist Geranium ein wertvolles Mittel.
- **Blutungen aus dem Darm** und den **ableitenden Harnwegen**:

▶ Man verabreiche **alle drei Stunden 10–20 Tropfen.**

- **Blutungen aus der Lunge (Blutsturz)** und aus dem **Magen**. Hier wirkt das Mittel besonders erfolgreich.

▶ Man gebe einen Teelöffel in 4 Eßlöffel heißem Wasser **alle 15–30 Minuten** bis zum Stillstand der Blutung. Danach sollen **3–4× täglich 10 Tropfen** verabreicht werden, um ein Rezidiv zu vermeiden.

- **Durchfälle:** viele Formen lassen sich mit Geranium günstig beeinflussen.
- **Geschwüre, chronische**; z. B. **Ulcus cruris varicosum** oder **Dekubitalgeschwüre**:

▶ Man fertige **Umschläge** mit Geranium-Urtinktur oder mit einer 1 : 10-Verdünnung von Geranium mit Oliven- oder Kokosnußöl.

- **Hämorrhoiden, blutende** und **Mastdarmvorfall**: Geranium ist angezeigt.

▶ Man gebe **3× täglich 5 Tropfen** und behandle äußerlich mittels **Kompressen**, die mit einer Mischung aus Geranium und Olivenöl oder Glyzerin zu gleichen Teilen getränkt sind.

Wirkungsrichtung

Speziell

- **Menstruationsblutungen, zu starke; mit farblosem Ausfluß.** Weitere Anzeigen für das Mittel.

▶ In diesen Fällen gebe man **4× täglich 5 Tropfen** und mache **Scheidenspülungen** mit einer Mischung aus einem Teil Geranium und neun Teilen Wasser.

- **Nachtschweiß, heftiger**; und **Kitzelhusten**. Auch hier wirkt Geranium.
- **Nasenbluten, starkes:** Hier wirkt Geranium ebenfalls.

▶ Man gebe dazu **5–10 Tropfen** in 4 Eßlöffel heißem Wasser, **alle 1–2 Stunden**.

▶ Bei besonders starker Blutung kann man einen **Wattebausch**, getränkt mit Geranium (oder mit einer 1 : 9 wäßrigen Verdünnung) in das Nasenloch hinein geben, um so eine lokale Blutstillung zu bewirken.

- **Polypen:** Bei **adenoider Vegetation** im Bereich des Nasen-Rachen-Raumes hilft Geranium.

Ginseng

Wirkungsrichtung

Allgemein

- Ginseng ist vor allem in der zweiten Lebenshälfte angezeigt.

Speziell

- **Leistungssteigerung** und **Rekonvaleszenz** nach Krankheiten, Erschöpfung, Nervosität, Streß, Überarbeitung

Therapiehinweise

- ▶ Ginseng kann zu jeder Urtinktur als stärkender Zusatz beigemischt werden.
- ▶ Erwachsene: **3× täglich 15–25 Tropfen**

Glechoma hederacea

Wirkungsrichtung

Allgemein/Speziell

- **Reizblasenbeschwerden**
- **Harntreibend, entzündungshemmend, reizmildernd** auf die **ableitenden Harnwege**

Therapiehinweise

- ▶ Kombination mit *Chamomilla, Petasites, Plantago major, Echinacea* möglich.
- ▶ Erwachsene: **3× täglich 15–25 Tropfen**
  Kinder: **3× täglich 10 Tropfen**
  Kleinkinder: **3× täglich 1 Tropfen pro Lebensjahr**

Grindelia

Wirkungsrichtung

Allgemein/Speziell

- **Bronchien:** Das Mittel paßt für alle Formen von **chronischem Bronchialasthma** und **chronischer, spastischer Bronchitis** mit massivem **zähem Auswurf**, wobei der Auswurf den Asthmaanfall ergänzt.
- **Ekzeme, chronische, lichenifizierte:** Lokale Anwendung von Grindelia.

▶ Man gibt einen Teil Grindelia auf drei Teile Wasser und macht damit **Kompressen**.

- **Schlafapnoe-Syndrom:** Bei dieser Unterbrechung des Schlafes kann das Mittel versucht werden.

▶ Man gebe im akuten Anfall (Asthma) **alle 15 Minuten 5 Tropfen**, sonst **3× täglich 5 Tropfen** Grindelia.

Hamamelis

Wirkungsrichtung

Allgemein

- Hamamelis als Bestandteil einer Salbe ist ein hervorragendes **Hautpflegemittel** und wirkt dann, wenn Entzündungen auf der Haut auftreten.

Speziell

- Hamamelis gehört zu den ganz großen **Venenmitteln.**
- **Venenbeschwerden:** Hier ist es das Mittel erster Wahl, bsplw. bei **chronisch-venöser Insuffizienz, venösen Blutungen, Krampfadern** und **Hämorrhoiden**. Man nennt es daher oft das »Aconit der Venen«.
- **Blutverlust, starker:** Hamamelis wirkt aber auch bei allen Folgen von Blutverlust.
- **Hämorrhoiden:** Bei Hämorrhoidalleiden ist das Mittel besonders angezeigt, wenn massive Hämorrhoidalblutungen vorliegen und dazu **Brennen, Wundheits-** und **Völlegefühl im After** besteht, meist verbunden mit der Empfindung eines »Gewichts im Rücken«, der beim Auspressen des Stuhls zu »brechen« droht.

Therapiehinweise

▶ In akuten Fällen gebe man **alle 15 Minuten 5–10 Tropfen**, sonst **3× täglich 5 Tropfen**.

Heliantus tuberosus

Wirkungsrichtung

Allgemein

- Durch den hohen Inulingehalt wirkt die Pflanze sättigend, das **Hungergefühl** wird **reduziert**.

Therapiehinweise

- ▶ Kombination mit *Fucus vesiculosus.*
- ▶ Sehr wirksam in **Kombination** mit einer vernünftigen **Diät**: wenig Kalorien, viel Gemüse, wenig Alkohol, keinen Zucker, keine »leeren« Kalorien.
- ▶ Erwachsene: **3× täglich 10–25 Tropfen**
  Kinder: **3× täglich 10 Tropfen**

Helonias dioica

Wirkungsrichtung

Allgemein

- Ein großes **Frauenmittel** mit besonderer Beziehung zum **Uterus**.

Speziell

- Es wirkt bei **Verlust des sexuellen Begehrens** und bei **Kraftlosigkeit**, besonders, wenn zusätzlich **Sterilität** besteht.
- Auch **Lageanomalien des Uterus** lassen sich damit gut beeinflussen.
- Bei **Melancholie** und **Depressionen** wirkt Helonias ebenfalls, wenn dabei ein **Wundheitsgefühl im Becken** besteht, das die ganze Aufmerksamkeit in Anspruch nimmt.
- Bei **Entzündungen der Zervix** mit dunklem, blutigem und übel riechendem Ausfluß, besonders nach erfolgter **Kindsgeburt**, ist das Mittel angezeigt. Oft findet man bei den Patientinnen ein **eingefallenes Gesicht, Schmerzen im unteren Rücken und in der Vagina**.
- Bei **massiven Gebärmutterblutungen** leistet das Mittel große Dienste, bis eine ursächliche Therapie möglich ist.
- **Fehlgeburt, drohende:** Helonias ist hier angezeigt, besonders wenn sich solche Fälle in der Vorgeschichte gehäuft finden und wenn der Urin der Schwangeren größere Mengen Eiweiß enthält. Dabei finden sich oft **schmerzhafte Brustwarzen**. Die Brüste wirken geschwollen. Selbst der Druck der Kleider wird nicht vertragen.
- **Anämien:** Helonias wirkt, wenn diese mit **Kopfschmerzen** oder einer **Lageanomalie des Uterus** verbunden sind.

Therapiehinweise

▶ Man gebe **3× täglich 5 Tropfen**.
Helonias wirkt sicher und zuverlässig, wenn die Symptome stimmen. Man muß sich jedoch in jedem Fall auf einen relativ langen Behandlungsverlauf einrichten.

Hernaria glabra

Wirkungsrichtung

Allgemein/Speziell

- **Diuretische Wirkung**, angezeigt bei Blasen- und Harnröhrenerkrankungen
- Zusätzliche **Durchspülungstherapie** bsplw. mit Brennesseltee, Hagebuttentee, Zinnkrauttee.

Therapiehinweise

- ▶ **Kombination** mit *Chamomilla, Petasites, Plantago major* und *Echinacea* möglich.
- ▶ Erwachsene: **3× täglich 15–25 Tropfen**
  Kinder: **3× täglich 10 Tropfen**

Hydrastis

Wirkungsrichtung

Allgemein

- Hydrastis gehört zu den am vielseitigsten einsetzbaren Mitteln der Homöopathie. Am wohltuendsten ist jedoch seine Wirkung als **»homöopathischen Krebsmittels«**. Es lindert die Schmerzen des Krebskranken und hebt das allgemeine Lebensgefühl.

▶ Man gebe **3× täglich 5 Tropfen**, am besten mit *Arsenicum album* (z. B. in der **LM 6**), das bei den meisten Karzinomen angezeigt ist.

- Neben einer Schmerzlinderung findet man oft auch eine Zunahme des Appetits und der allgemeinen Vitalität, weshalb das Mittel früher als Aufbaumedikament **nach ausgeheilter Tuberkulose** gegeben wurde.

Speziell

- Hydrastis wirkt auch bei **adenoiden Vegetationen im Nasen-Rachenraum**, besonders dann, wenn eine **chronische Entzündung der Nasennebenhöhlen** mit **gelblichgrünwäßriger Absonderung** besteht, die die Schleimhaut reizt.
- **Gonorrhöe:** Bei **dicken gelblichen Absonderungen aus der Harnröhre**, bzw. bei **gelbem, fadenziehendem Ausfluß** ist Hydrastis angezeigt, weshalb es als eines der Mittel bei der Behandlung der **Gonorrhöe** galt. Wenn die genannten Begleitumstände zutreffen, stellt es ein ausgezeichnetes Mittel bei **genitalem Juckreiz** dar.
- **Gallensteinkoliken bei Gelbsucht:** Hydrastis lindert.
- **Gastritis, chronische:** Auch hier kann man von dem Mittel gute Erfolge erwarten.

▶ Eine Kombination mit *Nux vomica* hat sich bewährt.

Wirkungsrichtung

Speziell

- Bei **Geschwüren im Mastdarmbereich** und beim **Mastdarmvorfall** kann das Mittel ebenso eingesetzt werden.
- **Haut:** Auf der Haut heilt es schnell und ohne größere Narbenbildung **Risse** und **Geschwüre**, gleich welcher Ursache.
- **Schwächezustände nach Samenverlust**
- **Verstopfung:** Wie bereits eingangs angedeutet, hat Hydrastis eine enge Beziehung zum Enddarm und zum kleinen Becken. Es wirkt hervorragend, wenn eine Kombination von **Verstopfung und Hämorrhoiden** auftritt, wie sie bei Personen mit überwiegend sitzender Lebensweise häufig ist. Ganz besonders dann, wenn diese auch noch Mißbrauch mit Abführmitteln treiben.
- **Verstopfung, chronische:** In diesen Fällen gilt es in der Kombination mit *Carduus marianus* als »Patentmedizin«.

▶ Man gebe **5 Tropfen von beiden Mitteln vor dem Frühstück**.

- **Zahnfleischentzündung** stillender Mütter: Auch hier hilft Hydrastis – erstaunlicherweise.

Therapiehinweise

▶ **3–4× täglich 5 Tropfen** Hydrastis als alleiniges Mittel.

Hydrocotyle asiatica

Wirkungsrichtung

Allgemein

- Eines der wichtigsten Mittel bei einer Vielzahl von **Hauterkrankungen**, insbesondere bei solchen, die mit **starkem Juckreiz** einhergehen.

Speziell

- Zu den typischen Indikationen gehören Hauterkrankungen mit **starker Verdickung der Epidermis**, die sich dann in großen **Schuppen** löst, wie es beispielsweise bei verschiedenen Formen der **Psoriasis (Schuppenflechte)** der Fall ist.
- Auch ist es bei allen Hauterkrankungen angezeigt, die mit **roten Flecken** einhergehen und an den Rändern schuppig gestaltet sind.
- Eine weitere Hauptindikation sind **Erytheme (Hautrötungen) im Gesicht, am Hals, Rücken, an der Brust, an Armen und Schenkeln** mit **großem Juckreiz** und **reichlichem Schweiß**, insbesondere dann, wenn der Juckreiz unerträglich zu sein scheint.
- Auch bei bestimmten **rheumatischen Erkrankungen** mit **wandernden Schmerzen in den Muskeln, in der Brust und in den Beinen** ist Hydrocotyle asiatica angezeigt.

Therapiehinweise

▶ Man gebe **3× täglich 2 Tropfen** oder, in leichteren Fällen, **1× täglich 5 Tropfen.**

Hypericum

Wirkungsrichtung

Allgemein

- Hypericum gehört zu den Naturheilmitteln, um die sich derzeit die Schulmedizin verstärkt bemüht. In hoher Dosierung gilt es als gutes **biologisches Antidepressivum**, das bei vergleichsweiser Armut an Nebenwirkungen den Vergleich mit trizyklischen Antidepressiva nicht zu scheuen braucht.

Speziell

- In der Homöopathie ist Hypericum eines der großen Verletzungsmittel. Es ist immer dann angezeigt, wenn Nervengewebe direkt oder indirekt verletzt wurde, also bei allen Fällen von **Traumatisierung des Rückenmarks** durch Schlag oder Quetschung, bei **Stichwunden** aber auch bei **Schußverletzungen**, bei denen die Schockwirkung insbesondere bei großkalibrigen Waffen durch eine **Traumatisierung von Nervengewebe** erzeugt wird (allerdings auch bei kleinkalibrigen Geschossen mit »Taumeleffekt«).
- Neben Arnica gehört es zu den wichtigsten Mitteln der operativen Nachsorge. Es ist immer dann angezeigt, wenn es nach einer **Amputation** zu Schmerzen oder anderweitigen Komplikationen kommt. Die Schmerzen, die Hypericum lindern kann, sind äußerst heftig. Die befallenen Teile fühlen sich wund und zerschlagen an. Eines der Hauptindikationen von Hypericum sind **Schmerzen im Bereich des Steißbeins**, als Folge eines **Sturzes** oder **Trittes** (**»Pferdekuß«**).
- Das Mittel leistet auch gute Dienste bei **Taubheit** und **Kribbeln in Händen und Füßen**, wie beispielsweise bei **Polyneuropathien, Multipler Sklerose**, aber auch bei **funktionellen oder**

organischen Schäden im Bereich der Hals- und Lendenwirbelsäule.

Therapiehinweise

▶ In **Notfällen** gebe man **alle 10 bis 30 Minuten 5 Tropfen**, ansonsten **3–4× täglich 5 Tropfen.**

Jaborandi

Wirkungsrichtung

Allgemein/Speziell

- Jaborandi ist ein Stärkungsmittel. Es ist äußerst wirksam, wenn es nach **profusen Schweißen**, insbesondere bei der **Lungentuberkulose**, zu Schwächezuständen kommt.

Therapiehinweise

▶ Man gebe **4× täglich 2 Tropfen.**

Juglans regia

Wirkungsrichtung

Allgemein/Speziell

- In der europäischen Homöopathie spielt Juglans regia eine große Rolle bei **Hauterkrankungen**, insbesondere bei der **Pubertätsakne junger Mädchen**.
- Das Mittel leistet aber auch gute Dienste bei **Lungenerkrankungen** mit **Husten, Verlust der Stimme, Schweregefühl in der Brust** sowie **geblähtem, hartem Bauch**. Oft bestehen dabei **Diarrhöe** und **Verdauungsschwäche**.
- Gelegentlich findet man eine **Schwellung der Achsellymphknoten**.

Therapiehinweise

▶ Man gebe **3× täglich 5 Tropfen.**

Justicia adhatoda

Wirkungsrichtung

Allgemein

- In Europa und den USA wird das Mittel vergleichsweise wenig angewandt. Im Bereich der indischen Homöopathie stellt es eines der am weitest verbreitetsten Mittel bei **Infektion der Atemwege** dar. Zu seinem Einsatzgebiet gehören **Schnupfen, Bronchitis** und **Lungenentzündung** mit reichlich **zähem Auswurf**.

Charakteristik

- Charakteristisch für das Mittel ist ein **Versagen der Stimme** nach dem Husten mit Auswurf eines **dicken gelben, blutgestreiften Schleimes** in großer Menge. Andererseits findet man unter den Anzeigen des Mittels auch **quälenden Husten** ohne jeglichen Auswurf, während sich dabei der Schleim in den unteren Atemwegen ansammelt.

Speziell

- Eine weitere Indikation des Mittels ist die **Entzündung der Nasennebenhöhlen** mit **Verlust des Geruchssinns, Stirnkopfschmerzen, Absonderung von dickem, gelbem Schleim** aus der Nase, oft vermischt mit Blut, während des nachts ein **trockener, quälender** und den Schlaf störender **Husten** vorherrscht.
- Wegen seiner starken Wirkung wird das Mittel in Indien allein oder zusätzlich mit anderen bei den ersten Stadien der **Tuberkulose** oft mit großem Erfolg eingesetzt.
- Gute Dienste leistet es auch bei **Keuchhusten**, insbesondere dann, wenn die Kinder nach den **Hustenattacken** unter **Erstickungsgefühl** leiden.

Therapiehinweise

▶ Man gebe **4× täglich 3 Tropfen**.

Lathyrus sativus

Wirkungsrichtung

Allgemein

- Obwohl es eigentlich eine Nahrungsergänzung darstellt (Lathyrus sativus wird aus der Kichererbse gewonnen) ist es eines der großen Mittel der Neurologie.

Speziell

- Es wirkt bei **spastischen Lähmungen** insbesondere der unteren Extremitäten mit **Fußödemen**. Jene Symptome finden sich extrem häufig bei der **Multiplen Sklerose**, weshalb Lathyrus sativus als Mittel erster Wahl bei dieser Erkrankung zu empfehlen ist.
- In Entwicklungsländern wird das Mittel auch zur Behandlung der **Beriberi** eingesetzt.

Charakteristik

- Zum Mittelbild gehört die **Blauverfärbung und Anschwellung der Füße** beim Herabhängen mit **Krämpfen** und **spastischen Lähmungen** besonders der Fußmuskulatur. Fast immer findet man eine **leichte bis mäßige Benommenheit** mit **Gähnzwang**.

Therapiehinweise

- ▶ Man gebe **3× täglich 5 Tropfen**.

Laurocerasus

Wirkungsrichtung

Allgemein/Speziell

- Die Hauptindikation des Mittels sind **Schlaganfälle** mit sehr plötzlichem Beginn, also im Rahmen einer **Embolie** oder **Subarachnoidalblutung**.

▶ Man gebe dann **2 Tropfen stündlich.**

- Gelegentlich sieht man auch gute Erfolge bei der **Multiplen Sklerose**.

▶ Die Dosierung beträgt dann **3–4× täglich 2 Tropfen**.

Therapiehinweise

▶ Eine Kombination mit anderen homöopathischen Mitteln wie bspw. *Arnica, Causticum* oder *Kalium muriaticum* ist sinnvoll.

Leonorus cardiaca

Wirkungsrichtung

Allgemein/Speziell

- **Herzbeschwerden**
- **Altersherz**
- **Herzklopfen**

Therapiehinweise

▶ Erwachsene: **3× täglich 15–25 Tropfen**

▶ Kombination mit *Crataegus, Ammi visnaga, Passiflora incarnata* möglich.

▶ Herzklopfen von Kindern: *Melissa.*

Lobelia inflata

Wirkungsrichtung

Allgemein

- Es gehört zu den extrem vielseitigen Mitteln, weil es bei einer Vielzahl von Krankheitszuständen wirksam ist.

Speziell

- Es ist eines der wichtigsten Mittel zur Behandlung des **Schwangerschaftserbrechens**. Insbesondere dann, wenn morgendliche Übelkeit mit kaltem Schweiß auf dem Gesicht und heftiges Erbrechen von großen Mengen Schleims bestehen. Oft wird jenes Erbrechen von einer **großen Schwäche** gefolgt.
- Zustände dieser Art finden sich ebenfalls bei der **Nikotinvergiftung**, insbesondere dann, wenn sie von **Kopfschmerzen, Übelkeit** und **Erbrechen mit großer Schwäche** begleitet ist. Hier bringt Lobelia schnell Besserung.
- **Asthma:** In bestimmten Fällen, insbesondere, wenn die Atemnot nach einem Zusammenschnüren der Brust mit Behinderung der Atmung auftritt.
- **Neurologisch:** Bei bestimmten neurologischen Störungen läßt sich Lobelia ebenfalls einsetzen und zwar immer dann, wenn eine **Überempfindlichkeit** gegen die **leichteste Berührung der unteren Lendenwirbelsäule** besteht. Der Patient gibt zumeist an, er müsse sich zur Erleichterung nach vorne beugen.
- Lobelia wirkt **vagoton** und **reduziert Erregungszustände**.
- Da jeder **Juckreiz** bei der **Hauterkrankung** auch eine psychische Komponente hat, kann Lobelia zur Reduktion des Juckreizes bei allen Hauterkrankungen mit guter Aussicht auf Erfolg eingesetzt werden.

Therapiehinweise

▶ Man gebe **3× täglich 5 Tropfen** in etwas Wasser.

Lupulus

Wirkungsrichtung

Allgemein
- **Ein- und Durchschlafstörungen**

Speziell
- **Nervöse Erregungszustände**
- **Angst- und Spannungszustände**

Therapiehinweise

▶ Erwachsene: **3× täglich 15–25 Tropfen**
Kinder: **3× täglich 10 Tropfen**
Kleinkinder: **3× täglich 1 Tropfen pro Lebensjahr**

▶ Kombination mit *Valeriana, Passiflora incarnata, Melissa, Avena sativa, Hypericum, Lavandula* günstig.

Matricaria chamomilla

Wirkungsrichtung

Allgemein/Speziell

- **Ideales Kindermittel:** Entzündungen der Atemwege, Rhinitis, Sinusitis, Bronchitis; Zahnbeschwerden auch bei Säuglingen (linke Wange rot **D12**) Entzündungen der Mund-, Rachenschleimhaut. Aphthen, Zahnextraktionen, Gingivitis, Pharyngitis, Tonsillitis
- **Entzündungen und Krämpfe der Verdauungsorgane:** Magendrücken, Gastritis, Enteritis, Colitis, Blähungen, gynäkologische Entzündungen; spasmolytisch bei Dysmenorrhöe
- **Steigerung des Immunsystems** bei akuten und chronischen Infekten, reizbare Verstimmungszustände
- **Äußerlich bei Hauterkrankungen:** Akne vulgaris, Hautentzündungen und -reizungen, wundheilend

Therapiehinweise

► Erwachsene: **3× täglich 15–25 Tropfen**
Kinder: **3× täglich 10 Tropfen**
Kleinkinder: **3× täglich 1 Tropfen pro Lebensjahr**

Mentha piperita

Wirkungsrichtung

Allgemein/Speziell

- **Blähungen**
- **Erbrechen**
- **Völlegefühl**
- **Magen- und Darmbeschwerden (spastisch)**
- **Leber- und Gallebeschwerden**

Therapiehinweise

▶ Erwachsene: **3× täglich 15–25 Tropfen**
Kinder: **3× täglich 10 Tropfen**

Nuphar luteum

Wirkungsrichtung

Allgemein

- Dieses Mittel wurde früher häufig angewandt und ist heute etwas in Vergessenheit geraten. Seine Wirkung ist einzigartig und grenzt an das Wunderbare, wenn die folgende Integration zutrifft:

Charakteristik

- **Sexuelle Störung** mit **nächtlichem Samenabgang, vorzeitiger Ejakulation, Impotenz** und dem **»Lost-Penis-Syndrom«** (= Nachlassen der Erektion während des Koitus) sowie bei allen davon abhängigen **neurasthenischen Beschwerden**.

Therapiehinweise

▶ Man gebe **4× täglich 1–2 Tropfen**.

Nux vomica

Wirkungsrichtung

Allgemein

- Etwas zu Unrecht gilt Nux vomica als »Männermittel«. Allerdings hat es in seinem Mittelbild alle Beschwerden und Lebensgewohnheiten, welche die männliche Lebenserwartung sieben Jahre niedriger als die weibliche ausfallen lassen.
  Ein großes Problem dieses Mittels kann darin gesehen werden, daß es die Folgen einer falschen Lebensweise schnell und effektiv kuriert und dadurch häufig eine therapeutische Korrektur jenes Unsinns verhindert.
- Nux vomica hat eine enge Beziehung zum **Verdauungssystem**. Bei Verdauungsstörungen, wenn nach dem Essen ein **Schweregefühl** »wie ein Stein im Magen« vorherrscht mit **saurem Geschmack** und **Engegefühl**, so daß man den Gürtel lockern muß, dann ist Nux vomica das Mittel der Wahl.

Therapiehinweise

▶ **1–2 Tropfen in 4 Eßlöffeln Wasser** bringen schnelle Erleichterung.

Speziell

- Eine der Hauptindikationen ist die **Gastritis des Alkoholikers**. Gelegentlich kommt es schon nach einem Tropfen zu einem völligen Verschwinden der Schmerzen. Im 19. Jahrhundert war Nux vomica die einzige Möglichkeit, verängstigte Familien vor den **Wutausbrüchen** des alkoholkranken Vaters zu bewahren.

▶ In diesen Fällen gebe man **3× täglich 2 Tropfen**.

- Bei der **chronischen Gastritis** kann man Nux vomica mit *Hydrastis* zu gleichen Teilen kombinieren. Ebenso hilft es bei den **Verdauungs-**

beschwerden durch Leberzirrhose. Eine Kombination mit *Chionanthus* verstärkt die Wirkung. Ein dankbares Anwendungsgebiet für Nux vomica sind Personen mit sitzender Tätigkeit, die sich kaum körperlich bewegen und trotz **heftigen Stuhldrangs** nur kleine Stuhlportionen (**Hasen- oder Ziegenkot**) auspressen können. Hier bringt Nux vomica schnelle Erleichterung.

- In der indischen Medizin wird Nux vomica bei beginnendem **Wundstarrkrampf** verabreicht. Man gibt zwei Tropfen am Anfang der Behandlung, und es wird oft berichtet, daß eine solche Dosis ausreicht, um das Krankheitsgeschehen zu stoppen.

Oenanthe crocata

Wirkungsrichtung

Speziell

- Die Hauptindikation des Mittels sind **epileptische** und **epileptiforme Anfälle** (z. B. **Petit-mal-Absencen**), gleichgültig, ob sie akut oder chronisch sind.

Therapiehinweise

▶ Man gebe **2 Tropfen mit 4 Eßlöffeln Wasser 1× täglich**.

Oleum ricini

Wirkungsrichtung

Allgemein/Speziell

- Rizinusöl ist etwas aus dem Gebrauch gekommen. In der Urtinktur wirkt es »Wunder« bei der **Dysenterie der Kinder**.

▶ Hierzu verabreiche man **3× täglich 1 Tropfen**.

- Bei **hartnäckiger Verstopfung** und davon abhängigen Beschwerden verabreiche man:

▶ **5 Tropfen Rizinusöl in 4 Eßlöffeln Wasser** vor dem Schlafengehen.

Ononis spinosa

Wirkungsrichtung

Allgemein/Speziell

- **Chronische Hauterkrankungen** (Entgiftung über Niere/Blase)
- **Entzündliche Erkrankungen der ableitenden Harnwege**
- **Wassersucht**
- **Bei Gicht** und **rheumatischen Erkrankungen** unterstützend

Therapiehinweise

▶ Zusätzlich als Durchspülungstherapie bsplw. mit Zinnkrauttee, Brennesseltee

▶ Kombination mit *Betula alba, Orthosiphon, Equisetum arvense, Solidago virgaurea* und *Arctostaphylos uva ursi* möglich.

▶ Erwachsene: **3× täglich 15–25 Tropfen**
Kinder: **3× täglich 10 Tropfen**
Kleinkinder: **3× täglich 1 Tropfen pro Lebensjahr**

Origanum

Wirkungsrichtung

Allgemein

- Das Mittel kann zurecht als Nahrungsergänzung beschrieben werden. Findet sich doch Origanum (Wilder Majoran) als Hauptgewürz auf der Lieblingsspeise junger Menschen in Europa, nämlich der Pizza.

Speziell

- **Übererregbarkeit, sexuelle:** Hier hat sich Origanum schon seit den Frühzeiten der Homöopathie bewährt.

▶ Man gebe **1× täglich 5 Tropfen**, in schwierigeren Fällen 3× täglich 2 Tropfen.

- **Halbseitenlähmungen:** Diese sind als Einsatzgebiet für dieses Mittel weniger bekannt. Es wirkt, unabhängig von der Ursache der Lähmung.
- **Verdauungsbeschwerden**

Therapiehinweise

▶ Man stelle eine **Mischung** her aus:
Oleum origani 60,0
Oleum capsici 30,0
Oleum stelingiae 60,0
Alkohol ad 250,0

▶ Die gelähmten Körperteile sollen mit dieser **Mischung 3× täglich** mit drückendem Rubbeln einmassiert werden.

Orthosiphon

Wirkungsrichtung

Allgemein

- **Bakterielle** und **entzündliche Erkrankungen** der **ableitenden Harnwege**

Speziell

- **Nierengrieß**
- **diuretisch, spasmolytisch, unterstützend** bei **Gicht** und **rheumatischen Erkrankungen**

Therapiehinweise

- ▶ Zusätzlich als Durchspülungstherapie bspw. mit Zinnkrauttee, Brennesseltee
- ▶ **Kombination** mit *Solidago virgaurea, Arctostaphylos uva ursi* und *Echinacea* möglich
- ▶ Erwachsene: **3× täglich 15–25 Tropfen**
  Kinder: **3× täglich 10 Tropfen**
  Kleinkinder: **3× täglich 1 Tropfen pro Lebensjahr**

Passiflora incarnata

Wirkungsrichtung

Speziell

- **Alkohol- und Drogenentzugsdelir:** Dies ist eines der großen Anwendungsgebiete. Mit Passiflora erhält man eine Beruhigung des Patienten selbst da, wo andere – stärker wirkende – Medikamente, und seien sie noch so angezeigt, versagen.
- **Alkoholentwöhnung:** Das Mittel spielt deshalb auch hier eine große Rolle, da es das Craving reduziert.
- **Anfälle, epileptische:** Zusammen mit Oenanthe erreicht man hier sehr gute Ergebnisse.

▶ Man gebe zusätzlich zur Gabe von *Oenanthe* (siehe dort), **1 Tropfen** Passiflora, am besten in etwas heißem Wasser.

- **Asthma:** Zusammen mit *Blatta orientalis* stellt Passiflora ein ausgezeichnetes Asthmamittel dar.
- **Fieberdelir:** Zusammen mit den ursächlich wirkenden Mitteln erzeugt Passiflora einen beruhigenden Schlaf.

▶ Man gebe **1 Tropfen** Passiflora auf ein Schnapsglas heißen Wassers **alle Stunden**.

- **Gicht, Ischias:** Es hilft, zusammen mit den anderen, spezifisch angezeigten Medikamenten, und ermöglicht es dem Patienten, heilenden Schlaf zu finden.

Wirkungsrichtung

Speziell

- **Gynäkologisch:** In diesem Bereich erreicht man mit Passiflora eine schnelle und tiefgreifende Erleichterung der Schmerzen bei schweren Fällen von **Dysmenorrhöe, Wehenschmerzen**, aber auch bei **eklamptischen Anfällen**, wo sich der Einsatz stärker wirkender Medikamente – oft aus Rücksicht auf das Kind – verbietet.
- **Manie, akute:** Hier stellt es eine echte Alternative zur Gabe von Psychopharmaka dar, die oft den Nachteil haben, erst relativ spät und mit erheblichen Nebenwirkungen ihre beruhigende Wirkung freizusetzen.
- **Meningitis:** Zusätzlich mit anderen Arzneimitteln beruhigt Passiflora die Nerven und erleichtert das Heilschlafen und leitet somit den Heilungsvorgang ein.
- **Schlafstörungen:** Das Mittel wirkt zuverlässig bei allen Fällen von Schlafstörungen, die durch **Schmerzen und Entzündungsgeschehen bei akuten Erkrankungen** bedingt sind.

Petasites

Wirkungsrichtung

Allgemein/Speziell

- **Spasmolytische und analgetische Wirkung bei Schmerzzuständen**, schmerzhafter Monatsblutung, zyklisch bedingter Migräne etc.

Therapiehinweise

▶ **Kombination** mit *Millefolium, Chamomilla, Salix alba, Spirea ulmaria* günstig.

▶ Erwachsene: **3× täglich 15–25 Tropfen**
Kinder: **3× täglich 10 Tropfen**
Nicht geeignet für Kinder

Analgetische Mischung nach Bruno Voharburg

Lavandula	20 ml	
Fumaria	20 ml	
Rosmarinus	20 ml	**3× 15–25 Tropfen**
Salix alba	20 ml	
Petasites	20 ml	
Bei Migräne:		
+ Mellissa	20 ml	

Pimpinella anisum

Wirkungsrichtung

Allgemein

- **Ideales Kindermittel**
- **Expektorans, Spasmolytikum**
- **Antibakteriell**
- Allgemein bei **Schleimhautentzündungen, Asthma bronchiale, Blähungen, dyspeptischen Beschwerden**

Therapiehinweise

▶ **Kombination** mit *Foeniculum vulgare, Carum carvi* möglich

▶ Erwachsene: **3× täglich 15–25 Tropfen**
Kinder: **3× täglich 10 Tropfen**
Kleinkinder: **3× täglich 1 Tropfen pro Lebensalter**

Piper methysticum

Wirkungsrichtung

Allgemein

- **Nervöse Beschwerden, Ein- und Durchschlafstörungen**
- **Überreiztheit, streßbedingte Unruhe, Unruhe**
- **Konzentrations- und Leistungsschwäche**
- **Angst- und Spannungszustände**
- **Nervöse Erschöpfungs-** und Depressionszustände

Therapiehinweise

▶ **Kombination** mit *Melissa, Passiflora incarnata, Hypericum* und *Avena sativa* günstig

▶ Erwachsene: **3× täglich 15 Tropfen**
Für Kinder nicht geeignet

▶ Überdosierung erzeugt Rauschzustände!

Primula veris

Wirkungsrichtung

Allgemein

- **Expektorans**
- **Infekte** und **Verschleimung der Atemwege**

Speziell

- **Asthma bronchiale**

Therapiehinweise

▶ **Kombination** mit *Ammi visnaga, Ephedra, Lobelia inflata, Pulmonaria* möglich

▶ Erwachsene: **3× täglich 15–25 Tropfen**
Kinder: **3× täglich 10 Tropfen**
Kleinkinder: **3× täglich 1 Tropfen pro Lebensalter**

Pulsatilla

Wirkungsrichtung

Allgemein

- Etwas einengend gilt Pulsatilla als Frauenmittel schlechthin, da es bei jeder Form von **Amenorrhöe** – gleich welcher Ursache – eingesetzt werden kann.

▶ Man gebe **2× täglich 5 Tropfen**.

Speziell

- **Stockung des Wochenflusses:** Das Mittel wirkt gut und verhindert die Puerperalsepsis bzw. macht den Einsatz von kontrahierenden Arzneien aus der Mutterkornreihe überflüssig.

▶ Man gebe **4× täglich 5 Tropfen**.

- **Krampfanfälle, zerebrale:** Pulsatilla wirkt, insbesondere, wenn die Anfälle im Zusammenhang mit dem Menstruationszyklus auftreten. Das nachfolgende Rezept aus der amerikanischen Homöopathie hat in vielen Fällen Erleichterung gebracht:

▶ Ammoniumbromid 30,0
Belladonna 20 Tropfen
Oenanthe crocata 30 Tropfen
Pulsatilla 60,0
Sirup ad 500,0
1 Teelöffel, alle drei Stunden.

- **Gerstenkorn:** Im Bereich der Augenheilkunde hilft Pulsatilla im ersten Stadium eines Gerstenkorns.

▶ Man gebe **20 Tropfen** Pulsatilla auf **⅛ Liter Wasser** und nehme davon **alle 2 Stunden 1 Teelöffel**.

- **Mittelohrentzündungen:** Bei äußerst schmerzhaften Fällen bringen wenige Tropfen Pulsatilla auf einem Wattebausch im befallenen Ohr schnelle Erleichterung.

Wirkungsrichtung

Speziell

- Pulsatilla wirkt natürlich auch bei Männern. Bei der **Hodenentzündung** bsplw. im Rahmen einer **Mumps** ist Pulsatilla das Mittel der Wahl.

▶ Man gebe es am besten in Form des nachfolgenden Rezeptes:
Pulsatilla ∅ 20 Tropfen
Phytolacca ∅ 30 Tropfen
auf 180 ml Wasser und nehme davon alle Stunde 1 Teelöffel.

Rauwolfia

Wirkungsrichtung

Allgemein

- Rauwolfia findet sich in vielen hervorragenden Fertigpräparaten. Es stammt aus Indien.

Speziell

- **Erregungszustände, psychotische:** Hier stellt das Mittel eine echte Alternative zu Psychopharmaka dar.

▶ Man gebe **4× täglich 2 Tropfen**.

- **Hypertonie:** Lange Zeit war Rauwolfia das einzige Mittel zur Behandlung dieser Erkrankung.

▶ Man gebe **2× täglich 5–10 Tropfen** und passe dann die Dosierung dem Blutdruck an. Oft kommt man mit einer Gabe von **3× 1 Tropfen** aus.

Rosmarinus officinalis

Wirkungsrichtung

Allgemein/Speziell

- **Hypotonie** und durch Hypotonie bedingte **Kopfschmerzen**
- **Kreislaufbeschwerden**
- **Leber-** und **Gallebeschwerden**
- **Magen-** und **Darmstörungen**
- **Kopfschmerzen**

▶ Bei Kopfschmerzen Kombination mit *Salix alba, Fumaria, Petasites, Lavandula, Melissa*

- **Kreislaufanregend**

▶ In Kombination mit *Crataegus, Cactus grandiflorus, Hyssopus officinalis*

Therapiehinweise

▶ Erwachsene: **Morgens + Mittags 15 Tropfen**
Nicht am Abend einnehmen, regt an → Schlafstörung
Für Kinder nicht geeignet

Ruta graveolens

Wirkungsrichtung

Speziell

- In der Urtinktur (im Vergleich zur potenzierten Arznei) leistet Ruta hervorragende Dienste bei der Behandlung **inoperabler Tumoren des Uterus.**

▶ Man gebe **3× täglich 5 Tropfen**.

- Als potenzierte Arznei leistet Ruta bekanntlich gute Dienste bei **Verletzungen des Knorpels** und der **Knochenhaut**.
- Es wirkt aber auch sehr gut bei der **Asthenopie**, also bei Überanstrengung der Muskeln und Sehnen des Auges durch zu langes Arbeiten im Nahbereich.

Therapiehinweise

▶ Man gebe **10 Tropfen aus 120 cm²** und nehme **alle 2 Stunden 1 Teelöffel** bis zur Besserung.

Sabal serrulata

Wirkungsrichtung

Speziell

- Es ist **das** Mittel bei der **Prostatavergrößerung** alter Männer, aber auch, wenn infolge einer **Entzündung der ableitenden Harnwege Schmerzen beim Wasserlassen** bestehen und **häufiger Harndrang** vorliegt, kann das Mittel mit Erfolg eingesetzt werden.
- Eine weitere Indikation ist die **Hydrocele** und die **Spermatorrhöe**. Es leistet auch ganz hervorragende Dienste bei **Impotenz** und **vermindertem sexuellem Verlangen**, letzteres bei beiden Geschlechtern.

Therapiehinweise

▶ Man gebe **3× täglich 10 Tropfen.**

Salix nigra

Wirkungsrichtung

Allgemein

- Eines der großen Sexualtonika für Männer.

Speziell

- **Impotenz:** Es heilt viele Fälle dieses Leidens, insbesondere dann, wenn es von **Spermatorrhöe** und **nächtlichem Samenabgang** begleitet ist.
- Bei Frauen lindert es **Schmerzen an den Eierstöcken** während der Menstruation und hilft bei **Ausfluß** und bei **nervösen Störungen**.

Therapiehinweise

▶ Man gebe **3× täglich 10 Tropfen.**

Salvia officinalis

Wirkungsrichtung

- Erkältung, Schnupfen, Grippe, Heiserkeit
  Kombination mit Thymus vulgaris, Echinacea, Verbascum

Allgemein
- **Entzündungen des Mund- und Rachenraumes**
  Anwendung: Gurgeln

Speziell
- Innerlich zur **Schweißhemmung bei klimakterischen Wallungen und Schweißausbrüchen**

Therapiehinweise
▶ Erwachsene: **3× täglich 15–25 Tropfen**
Kinder: **10 Tropfen** in ein Glas Wasser zum Gurgeln oder Betupfen der Stellen

Sanguinaria

Wirkungsrichtung

Speziell
- **Vegetative Störungen im Klimakterium:** Wallungen, Schweißausbrüche, nervöse Erschöpfung, schmerzhafte Monatsblutungen, klimakterische Depressionen, Rheumatismus und Migräne klimakterischen Ursprungs

Therapiehinweise
▶ Erwachsene: **3× täglich 15–25 Tropfen**
Kinder: **3× täglich 10 Tropfen**
Kleinkinder: **3× täglich 1 Tropfen pro Lebensalter**

Santonin

Wirkungsrichtung

Allgemein

- Santonin ist das Hauptmittel gegen **Würmer**.

Therapiehinweise

- ▶ Man gebe **4× täglich 2 Tropfen** und führe anschließend mit Rizinusöl ab.
- ▶ Die Behandlung wiederhole man jeden dritten Tag, etwa zwei Wochen lang. Dann gebe man eine Gabe *Cina D200*.

Secale cornutum

Wirkungsrichtung

Allgemein

- Dem Mittel haftet heute etwas Unheimliches an, ist doch Secale cornutum (= das Mutterkorn) die Grundlage zur Herstellung der Droge LSD.
- Die Hauptanzeige des Mittels ist die **Amenorrhöe** unabhängig von ihrer Ursache, dann, wenn sie zusammen mit brennenden Schmerzen und einem großen Verlangen nach kalten Speisen und Getränken auftritt. Das Mittel ist in der Regel bei sehr zarten Frauen angezeigt.

Therapiehinweise

- ▶ Vor der Verabreichung von Secale vergewissere man sich, daß **keine Frühschwangerschaft** vorliegt, da das Mittel im ersten Schwangerschaftstrimenon eine **Fehlgeburt** einleiten kann.
- ▶ Man gebe **3× täglich 10 Tropfen**.

Therapiehinweise

▶ Sollte man versehentlich eine Schwangerschaft übersehen haben, so läßt sich die Wirkung mit *Secale D200* antidotieren, um so eventuell Fehlgeburtsbestrebungen zu unterbinden.

Speziell

- **Kopfschmerz:** Secale hilft auch beim Kopfschmerz, der sich, vom Hinterkopf aus, in den ganzen Kopf erstreckt, verbunden mit **kalten, blau gefärbten Extremitäten** und einer **depressiven Stimmung**.
- Solche Kopfschmerzen findet man häufig bei Frauen im **Klimakterium** und eigenartigerweise auch bei **Alkoholikern**. In jenen Fällen ist Secale das Mittel der Wahl.

▶ Man nehme **5 Tropfen alle halbe Stunde**, um den Kopfschmerzanfall zu durchbrechen.

- **Metalues:** Diese ist heute eine selten gewordene Erkrankung. Bei tabischen Krisen kann man Secale mit guter Aussicht auf Erfolg einsetzen.

Therapiehinweise

▶ Man gebe **5 Tropfen alle 3 Stunden**.

Senega

Wirkungsrichtung

Allgemein/Speziell

- Senega ist ein Mittel, das hauptsächlich auf die Atmung wirkt. Es leistet rasche Hilfe bei **trockenem, pfeifendem Reizhusten** und **Engegefühl in der Brust**. Patienten haben oft die **Stimme verloren**, leiden an **Atemnot** und husten große Mengen **Schleim** aus, der sich in den Bronchien angesammelt hat und **rasselnde Atemgeräusche** verursacht. Die Beschwerden verschlechtern sich beim Liegen und beim Umherlaufen, bessern sich dagegen beim tiefen Durchatmen und Beugen des Kopfes nach vorne. Auch Fälle von **Asthma** mit der obigen Symptomatik können mit Senega erfolgreich behandelt werden.

Therapiehinweise

▶ Man gebe **4× täglich 5 Tropfen.**

Solidago virgaurea

Wirkungsrichtung

Allgemein

- Wichtiges Mittel bei allen **Nieren-Blasen-Erkrankungen**: Blaseninfekte, Nierengrieß, Harndrang, Katarrhen von Blase und Niere

Therapiehinweise

- ▶ Zusätzliche **Durchspülungstherapie** mit Zinnkrauttee oder Brennesseltee
- ▶ **Kombination** mit *Uva ursi, Echinacea, Orthosiphon* günstig.
- ▶ Erwachsene: **3× täglich 15–25 Tropfen**
  Kinder: **3× täglich 10 Tropfen**

Spirea ulmaria

Wirkungsrichtung

Allgemein

- Behandlung von **Schmerzen** durch analgetische und antiphlogistische Wirkung
- **Fieber, Gliederschmerzen, Kopfschmerzen** etc.

Therapiehinweise

- ▶ **Kombination** mit *Petasites, China, Passiflora incarnata, Salix alba* möglich.
- ▶ Erwachsene: **3× täglich 15–25 Tropfen**
  Kinder: **3× täglich 10 Tropfen**
  Kleinkinder: Wegen Salycilsäure nicht geeignet

Spongia

Wirkungsrichtung

Allgemein

- Es gibt kaum eine **Hauterkrankung**, die nicht durch die Spongia-Urtinktur günstig beeinflußt wird.

Therapiehinweise

▶ Man gebe **2× täglich 3 Tropfen.**

Stigma maidis

Wirkungsrichtung

Speziell

- Wenn kein Spasmolytikum zur Verfügung steht, bringt Stigma maidis bei **Gallensteinkoliken** oft rasche Erleichterung, vorausgesetzt, der Stein ist nicht eingeklemmt.

Therapiehinweise

▶ Man gebe **alle 10–15 Minuten 20 Tropfen.**

Strophantus

Wirkungsrichtung

Speziell

- Ebenso wie *Passiflora* ist Strophantus in der Lage, beim Alkoholiker das **Craving-Syndrom** einzuschränken.

Therapiehinweise

▶ Man gebe **3× täglich 10 Tropfen**.

Symphoricarpus racemosus

Wirkungsrichtung

Speziell

- Das Mittel ist ein Spezifikum bei der Behandlung der **morgendlichen Übelkeit** und des **morgendlichen Erbrechens** bei der **Schwangerschaft**.

Therapiehinweise

▶ Man gebe **3× täglich 5 Tropfen**.

Symphytum

Wirkungsrichtung

Speziell

- Es ist **das** Mittel zur Heilung von **Knochenbrüchen** überhaupt.

Therapiehinweise

▶ Man gebe **4× täglich 10 Tropfen**, um die Kallusbildung anzuregen.

Syzygium jambolanum

Wirkungsrichtung

Speziell

- **Diabetes mellitus:** Hierzu ist es das wichtigste Arzneimittel der naturheilkundlichen Behandlung dieser Erkrankung. Beim Diabetes Typ II sind oft dramatische Verbesserungen der Stoffwechsellage zu beobachten, insbesondere, wenn der Blutzucker sich nicht über 300 ml% bewegt.
- **Geschwüre und Karbunkel:** Auf der Basis einer diabetesbedingten Abwehrschwäche, speziell dann, wenn großer Durst besteht.
- Bei verschiedenen anderen **Hauterkrankungen** kann es ebenfalls mit Erfolg eingesetzt werden, und zwar wenn **kleine rote Blasen** mit **starkem Juckreiz** vorwiegend im Bereich des Oberkörpers bestehen. Dazu findet sich oft **großer Durst** mit oder ohne **Fieber**.

Therapiehinweise

▶ Man gebe **4× täglich 5 Tropfen**.

Taraxacum

Wirkungsrichtung

Allgemein

- **Entgiftung des gesamten Stoffwechsels** (Frühjahrskur)

Speziell

- **Entgiftung der Leber**
- **Anregung der Gallenfunktion**

Therapiehinweise

- ▶ Zusätzlich auf genügend Flüssigkeitszufuhr achten (2–3 Liter pro Tag)
- ▶ **Kombination** mit *Equisetum arvense, Urtica dioica, Levisticum, Betula alba* günstig.
- ▶ Erwachsene: **3× täglich 15–25 Tropfen**
  Kinder: **3× täglich 10 Tropfen**
  Kleinkinder: Im Geschmack zu bitter!

Thlapsis bursae pastoris

Wirkungsrichtung

Speziell

- Es ist eines der großen Nierenmittel und wirkt bei **Blutbeimengungen im Urin** und **Nierenkoliken** sowie **Wassersucht** als Folge von **Nierenerkrankungen**.

Therapiehinweise

- ▶ Man gebe bei **akuten** Beschwerden **alle Stunden 5 Tropfen**, sonst **3× täglich 5 Tropfen**.

Thymolum

Wirkungsrichtung

Speziell

- Das Mittel wirkt hauptsächlich auf den Urogenitaltrakt und ist immer dann angezeigt, wenn es zu **nächtlichen Samenabgängen** mit wollüstigen **Träumen**, zu **Priapismus** und **Absonderung aus der Prostata** während des Urinierens kommt.

Charakteristik

- Die Symptome sind oft mit **brennenden Schmerzen in der Lendenregion, Unruhe** und **Schwächegefühl** verbunden.
- Die Patienten klagen über eine deutliche **Verschlimmerung nach geistiger und körperlicher Anstrengung**.

Therapiehinweise

▶ Man gebe **3× täglich 1 Tropfen**.

Thyreoidinum

Wirkungsrichtung

Speziell

- Vor der standardisierten Hormontherapie wurde das Mittel bei allen Folgeerscheinungen von **Schilddrüsenunterfunktion** gegeben. Dazu gehören **Antriebslosigkeit, Ungeschicklichkeit** und **skrofulöser Hautausschlag**.
- Darüber hinaus kann Thyreoidinum angewandt werden bei **Exosthosen** im **Hand- und Gesichtsbereich** sowie bei **Störungen infolge Überfunktion verschiedener Anteile der Hypophyse** (z. B. **Prolaktinom**).

Therapiehinweise

▶ Man gebe **3× täglich 5 Tropfen** im Wechsel mit *Hekla lava D3*. Von letzterem nehmen wir **2× täglich 1 Tablette**.

Tormentilla

Wirkungsrichtung

Speziell

- **Diarrhöe, Sommerdiarrhöe**
- **Darmentzündung, Magenschleimhautentzündung**
- Äußerlich: **Schleimhautaffektionen des Mundes, blutendes Zahnfleisch, Mandelentzündung**

Therapiehinweise

▶ **Kombination** mit *Matricaria chamomilla* und *Millefolium* möglich, *Okoubaka*

▶ Erwachsene: **3× täglich 15–25 Tropfen**
Kinder: **3× täglich 10 Tropfen**
Kleinkinder: **3× täglich 1 Tropfen pro Lebensalter**

Urtica dioca

Wirkungsrichtung

Allgemein

- **Entgiftung des gesamten Stoffwechsels** (Frühjahrskur)

Speziell

- **Entgiftung** und **Entlastung der Nierenfunktionen**

Therapiehinweise

- Zusätzlich auf genügend **Flüssigkeitszufuhr** achten (2–3 Liter pro Tag)!
- **Kombination** mit *Equisetum arvense, Levisticum* und *Betula alba* günstig.
- Erwachsene: **3× täglich 15–25 Tropfen**
  Auch für Kinder geeignet

Frühjahrs Kur Tee: entgiftend entlastend

Betula alba	(Blätter)	1 Teil
Urtica dioca	(Blätter)	1 Teil
Taraxacum Herba	(Blätter)	1 Teil

Usnea

Wirkungsrichtung

Allgemein

- **Erkältungskrankheiten, Fieber**
- **Entzündliche Prozesse und Infektionen**
- Prophylaxe durch **Steigerung der körpereigenen Abwehrkräfte**

Therapiehinweise

- ▶ **Kombination** mit *Echinacea, Chamomilla* und *Ilex aquifolium* möglich.

- ▶ Erwachsene: **3× täglich 15–25 Tropfen**
  Kinder: **3× täglich 10 Tropfen**
  Kleinkinder: **3× täglich 1 Tropfen pro Lebensalter**

Valeriana

Wirkungsrichtung

Allgemein

- Bekannt ist die Wirkung als Beruhigungsmittel, insbesondere bei Zuständen, die früher als Hysterie bezeichnet wurden.
- Das Mittel wirkt jedoch auch bei der **Anämie junger Mädchen**, speziell dann, wenn sie unter **neurasthenischen seelischen Erregungszuständen** leiden.

Therapiehinweise

▶ Als Beruhigungsmittel wird Valeriana meist **unterdosiert**. In hoher und häufiger Gabe kann es den Vergleich mit Psychopharmaka durchaus standhalten.

▶ Man gebe **3× täglich 5 Tropfen**.

- Beruhigend schlaffördernd: (Erwachsene)

▶ $^1/_2$ Stunde vor dem Schlafengehen mind. 25 Tropfen oder bei dauernder Erregbarkeit **3× 25 Tropfen**.

▶ Umkehreffekt:
5 Tropfen in ein Glas Mineralwasser mit Kohlensäure → anregend, aufweckend

Verbascum

Wirkungsrichtung

Allgemein/Speziell

- **Erkältungs- und Infektionskrankheiten**
- **Laryngitis, Pharyngitis**
- **Tracheitis**
- **Bronchitis, Husten**

Therapiehinweise

▶ **Kombination** mit *Thymus vulgaris, Echinacea, Althea* und *Foeniculi* sowie *Origanum* günstig.

▶ Erwachsene: **3× täglich 15–25 Tropfen**
Kinder: **3× täglich 10 Tropfen**
Kleinkinder: **3× täglich 1 Tropfen pro Lebensjahr**

Viburnum opulus

Wirkungsrichtung

Allgemein/Speziell

- Viburnum opulus ist äußerst hilfreich bei **Menstruationskoliken**, aber auch bei den **Schmerzen in den Oberschenkeln**, während der **Schwangerschaft**, bei **Scheinwehen** und **Unterleibsschmerzen nach der Geburt**
- **Abort, habitueller:** Das Mittel hat sich bewährt.
- **Frühgeburten:** Lassen sich mit Viburnum opulus verhindern.
- **Weißfluß:** der nach Ende der Menstruationsblutung eintritt, begleitet von heftigen Uterusschmerzen. Hier läßt sich die Urtinktur erfolgreich einsetzen.

Therapiehinweise

▶ In **akuten Zuständen** gebe man **alle halbe Stunde 10 Tropfen**, ansonsten **3× täglich 5 Tropfen**.

Viburnum prunifolium

Wirkungsrichtung

Speziell

- Die Wirkungsrichtung des Mittels ist ähnlich wie die von Viburnum opulus. Es wirkt bei **Menstruationsschmerzen**, aber auch bei **Blutungen aus dem Uterus** (Cave: Karzinom). Äußerst hilfreich ist das Mittel bei der **morgendlichen Übelkeit während der Schwangerschaft**. Zur Behandlung der **Wehenschmerzen** kann das Mittel mit Erfolg eingesetzt werden. Es macht die Schmerzen der Wehe erträglich, ohne ihr die Kraft zu nehmen. Nach der Geburt mindert es den Blutverlust. Ähnlich wie Viburnum opulus ist es äußerst hilfreich beim **habituellen Abort** und bei **Fehlgeburtsneigung**.
- Bei **Frühgeburtsbestrebungen** als Folge einer **»Vergiftung«** mit wehenfördernden Mitteln, schützt Viburnum prunifolium die Schwangerschaft und verhindert Fehl- oder Frühgeburt.
- **Sterilität, weibliche:** Hier läßt sich das Arzneimittel mit ebenso viel Aussicht auf Erfolg einsetzen.

Therapiehinweise

▶ In **Notfällen** gibt man **10 Tropfen jede Stunde**, in chronischen Fällen **3× täglich 10 Tropfen.**

Viola tricoloris

Wirkungsrichtung

Speziell

- **Akne juvenilis, Pustelausschlag, Mitesser**
- **Milchschorf bei Säuglingen**

Therapiehinweise

▶ **Kombination** (nicht bei Säuglingen) mit *Hypericum, Fumaria, Taraxacum* und *Salvia* möglich. Säuglinge alternativ: *Bellis perennis Calendula.*

▶ Erwachsene: **3× täglich 15–25 Tropfen**
Kinder: **3× täglich 10 Tropfen**
Kleinkinder: **3× täglich 1 Tropfen pro Lebensjahr**

Viscum album

Wirkungsrichtung

Speziell

- Die größte Wirkung hat Viscum album als Mittel bei **Rheumatismus** und infolge **gonorrhoischer Infektionen (Morbus Reiter)** besonders bei Frauen.

Therapiehinweise

▶ Man gebe **3× täglich 5 Tropfen**.

III.
Materia medica
für die
äußerliche Anwendung

Die meisten Apotheken liefern entweder als Fertigprodukte oder in eigener Herstellung Öle, Salben und Lotionen zur äußeren Anwendung. Man kann sich jedoch kostengünstig die Medikamente aus der flüssigen Tinktur selber herstellen und »man weiß, was man hat«.

Herstellungshinweise

1. Lotionen mischt man aus einem Teil Urtinktur mit neun Teilen destillierten Wassers.
2. Medizinische Öle stellt man aus neun Teilen Olivenöl oder Glyzerin und einem Teil Urtinktur her. Vor Gebrauch gut schütteln!
3. Salben mischt man aus einem Teil Urtinktur und neun Teilen weißer Vaseline. (Vaseline: Bezug zu Allergien beachten!)
4. Cremes werden aus einem Teil Urtinktur gemischt mit neun Teilen heißen Wassers und zehn Teilen Olivenöl hergestellt.

Creme Grundrezept mit Urtinkturen

Pflanzenöl	18 ml	(Sonnenblumen-, Oliven-, Mandelöl etc.)
Lamecreme	4 g	Emulgator
Cetylalkohol	5 g	Konsistenzgeber
Dest. Wasser (abgekocht)	60 ml	
Copaiva Balsam	20 Tropfen	äth. Öl als Konservierung
Urtinkturen	15 ml	

Das Pflanzenöl, die Lamecreme und den Cetylalkohol (= Fettphase) aufschmelzen, dabei sollte die Temperatur 60 °C nicht übersteigen, gleichzeitig das Wasser abkochen.
Dann wird unter ständigem Rühren das heisse Wasser tropfenweise in die warme Fettphase eingerührt, solange bis sich eine schöne weisse Emulsion gebildet hat. Anschließend lässt man die Creme abkühlen.
Als letztes, in die abgekühlte, handwarme Creme werden der *Copaiva Balsam* und die Tinktur gut eingerührt.

▶ **Haltbarkeit: ca. 6 Monate**

Salbe Grundrezept mit Urtinkturen

Pflanzenöl	16 ml	
Sheabutter	3 g	Konsistenzgeber und Weichmacher
Bienenwachs gelb	6 g	Konsistenzgeber
Urtinkturen	10 ml	

Das Pflanzenöl, die Sheabutter und das Bienenwachs aufschmelzen, etwas abkühlen lassen (ca. 40 °C), dann werden die Tinkturen tropfenweise, unter stetigem Rühren eingerührt.
Es ist wichtig, die Salbe vollständig kalt zu rühren.

▶ **Haltbarkeit: ca. 1 Jahr**

Med. Öl Grundrezept mit Urtinkturen

Pflanzenöl	90 ml	
Urtinkturen	10–50 ml	
Lösungsvermittler LV 41	5 ml	PEG 40 Hydrogenadet Castor Oil

Lösungsvermittler gut in das Pflanzenöl einrühren, die Tinkturen dazugeben, die ganze Mischung gut schütteln, bis eine homogene leicht milchig trübe Emulsion entsteht.

▶ **Haltbarkeit: ca. 1 Jahr**

Anwendungen

- Lotionen nimmt man bei **Hautverletzungen, Quetschungen, Schnitten** u. ä.
- Salben werden auf **alte Wunden und Geschwüre** aufgetragen, um sie schnell abheilen zu lassen.
- Cremes reibt man bei **Schmerzen** ein.
- Öle werden als Umschlag bei **entzündlichen Schwellungen** und Schmerzen angewandt.

Acidum benzoicum extern

- Bei **Entzündung der Venen**, aber auch der **Nerven und der Bänder**, ist die Lotion sehr hilfreich.

Acidum carbolicum extern

- Bei **Ohrenschmerzen** gebe man Acidum carbolicum in das befallene Ohr. Die Schmerzen lassen relativ rasch nach.
- Bei **Entzündungen des Gehörgangs** mit **eitriger Absonderung** nehme man eine Mischung aus Acidum carbolicum in 30 cm^3 Glyzerin und 60 cm^3 destilliertem Wasser.
- Bei **gangränösen Ekzemen** des Gehörgangs wasche man den Gehörgang zunächst mit einer Acidum carbolicum-Lotion und behandele dann mit reinem Olivenöl nach.
- **Mundgeruch**, verschwindet in vielen Fällen sofort mit einer Spülung mit Acidum carbolicum-Lotion.
- Großen Erfolg hat man auch mit dem Einsatz des Mittels beim **Erysipel** und bei **Verbrennungen**.

Aconitum napellus extern

- Die Droge ist sehr nützlich bei der Behandlung **akuter Neuralgien und Entzündungen**. Die Lotion nehme man bei **Entzündungen**, während die Salbe besser bei **Neuralgien** wirkt.

Aesculus hippocastanum extern

- Sowohl die Lotion als auch die Salbe wirken hervorragend bei der Behandlung von **Hämorrhoiden**. Synergistisch wirkt *Hamamelis* bei **venösen Beinleiden**.

Agaricus extern

- Die Anwendung der Lotion und der Salbe bewährt sich bei der Behandlung von **Hautfissuren**, die vor allem im Winter auftreten und bei **Frostbeulen**.

Apis mellifica extern

- Im Sinne des homöopathischen Prinzips wirkt das Mittel hervorragend bei der Behandlung von **Bienen- und Wespenstichen**. Die Urtinktur wird mit einem Wattebausch auf den Stich aufgetragen.

Arnica montana extern

- Sowohl die Lotion als auch die Salbe bringen schnelle Hilfe bei **Schnitten, Verstauchungen, Abschürfungen** und **Quetschungen**, aber auch beim **Dekubitus**. Bei der **posttraumatischen Iritis** gebe man Arnica intern und extern und erreicht damit eine schnelle Linderung der Beschwerden.

Badiaga extern

- Die Salbe oder das Öl bringen **Drüsenschwellungen** schnell zum Abklingen.

Belladonna extern

- Bei **Rachenentzündungen, Heiserkeit** und **hartem, trockenem Husten**, insbesondere wenn die befallenen Teile gerötet sind, bringt Belladonna schnelle Hilfe. Man mache Umschläge oder reibe Öl und Salbe in die betroffenen Körperstellen ein.
- Die äußerliche Anwendung mit Öl oder Salbe wirkt auch bei **kolikartigen Bauchschmerzen**.
- Bei **Abszessen und Entzündungen** des äußeren Gehörgangs und des Mittelohrs lege man heiße Kompressen von Belladonna-Tinktur auf und wechsle sie alle zwei Stunden.
- Die **Bildung von Eiter** wird von Belladonna entweder unterbunden oder der Eiterungsprozeß reift schnell heran, wobei die Schmerzen dann nachlassen.
- Bei **peritonitischen Reizungen** reibe man das Öl auf der Bauchhaut ein. Oft läßt sich ohne weiteres Zutun der Entzündungsprozeß ausheilen.

Bellis perennis extern

- Bei **offenen Wunden** oder **Geschwüren** als Folge einer **Verletzung** bringt das Öl schnelle Erleichterung und beschleunigt den Heilungsprozeß. Gute Erfolge hat man auch bei der Behandlung der **Blutmole**, die oft schnell durch Einreibung mit dem Öl abklingt.
- Geeignet für Waschungen und Kompressen bei **unklaren Ekzemen**, **Ausschlägen** und **Akne**: 1 Esslöffel auf 1 Glas abgekochtes Wasser oder bsplw. Stiefmütterchentee, Kamillentee.

Berberis vulgaris extern

- Berberis ist äußerst wirksam bei der **Unterleibskolik**. Man kann das Mittel intern oder extern als Öl verabreichen.

Bryonia alba extern

- Beim **rheumatischen Schiefhals**, bei **Ischiasschmerzen** und **Verspannungen der Gelenke** reibe man sanft Bryonia-Öl ein. Bei **Brustschmerzen** bewährt sich die Creme besser.

Calendula extern

- Es ist ein äußerst sicheres und wirkungsvolles Mittel bei allen **katharrhalischen und entzündlichen Zuständen der Schleimhäute**.
- Bei **Wunden** und **Geschwüren** als Folge von **Schlägen, Schnitten** oder **Verbrennungen** bringt Calendula in jeder Zubereitungsform rasche Linderung der Beschwerden und leitet den Heilungsprozeß ein.
- Eine besondere Beziehung besteht zu **entzündlichen Zuständen des kleinen Beckens**. Hier bringt eine Einreibung über der schmerzhaften Region rasche Linderung.

Capsicum extern

- Das Öl wirkt ausgezeichnet bei **Entzündungen**, insbesondere wenn **brennende Schmerzen** im Vordergrund der Beschwerden stehen.

Carduus marianus extern

- Lotion und Öl als Kompressen auf den rechten Oberbauch aufgetragen wirken bei allen **Lebererkrankungen**.

Cinereria maritima extern

- Das Mittel wirkt ganz hervorragend bei allen Formen von **Katarakt** und hat oftmals eine chirurgische Behandlung unnötig gemacht. Nach einer **Kataraktoperation** wird der Heilungsprozeß beschleunigt.
- Man gebe drei Tropfen dreimal täglich in jedes Auge und lasse den Patienten zehn Minuten lang mit geschlossenen Augen liegen.

Euphrasia extern

- Das Mittel wirkt bei jeder Form **schmerzhafter** und **entzündlicher Augenerkrankungen**, unabhängig von der Art der Entstehung, am besten jedoch als Folge von **Verletzungen des Auges.**
- Man mische einen Teil Euphrasia Urtinktur mit neun Teilen Rosenwassers und gebe alle zwei Stunden drei Tropfen in jedes Auge. Später kann man die Behandlungsintervalle auf dreimal täglich erweitern.

Phytolacca extern

▶ Phytolacca wirkt immer dann, wenn **Körperteile entzündet oder verhärtet** sind. Dies gilt besonders für **Drüsen** und besonders im Bereich des Nackens, des Gesichts, der Rachenmandeln und der Brüste. Man trägt entweder die Urtinktur rein auf oder verwendet Kompressen. Dazu mische man einen Teil Urtinktur mit neun Teilen Wasser.

Plantago major extern

▶ Bei allen Arten von **Schmerzen im Bereich der Zähne und des Gaumens** gebe man viermal täglich etwas Urtinktur mit Hilfe eines Q-tips oder Wattebausches auf die befallenen Stellen.

Rhus toxicodendron extern

▶ Bei **Rheumatismus der Gelenke** reibe man Rhus tox mehrmals täglich ein. Das Mittel wirkt besonders, wenn der Ort der Störung unterhalb des Nabels liegt und besonders dann, wenn die **Schmerzen** mehr **in den Sehnen und Muskelansätzen** lokalisiert sind.

Ruta extern

▶ Als Salbe wirkt Ruta abschwellend und schmerzlindernd bei allen Formen von **Schwellungen**.

Silicea extern

- **Eiterbildende Abszesse** und **Blasen** reifen schneller heran, wenn man Silicea sauber aufträgt. Oft erspart man sich die chirurgische Eiterentleerung.

Symphytum extern

- Bei **Frakturen** oder **Knorpelverletzungen** mache man Umschläge aus einem Teil Symphytum und fünf Teilen Wasser.

IV.
Anhang

1. Indikationsverzeichnis

2. Arzneimittelverzeichnis

3. Literaturverzeichnis

Braun, A.: Methodik der Homöotherapie. 6. A. Sonntag, Stuttgart 1998
Hahnemann, S.: Organon der Heilkunst. 6. A. Haug, Heidelberg 1996
Jones, E. G.: Definite Medication. Jain, New Delhi, o. J.
Mezger, J.: Gesichtete Homöopathische Arzneimittellehre. 11. A. Haug, Heidelberg 1995
Sinha, Y.: Miracles of Mother Tinctures. Jain, New Delhi 1962
Spagyrische Arzneimittellehre. Hrsg.: Chem.-Pharmazeutische Fabrik. Göppingen 1953

4. Ausgewählte Bezugsquellen

Deutsche Homöopathie Union (DHU)
Ottostr. 24
76227 Karlsruhe

Herbamed AG
Untere Au
CH-9055 Bühler

Hevert Arzneimittel GmbH & Co. KG
Postfach 61
55560 Bad Soberheim
(Echinacea-Urtinktur)

Spagyros AG
Tannackerstr. 7
CH-3073 Gümligen

Staufen-Pharma GmbH & Co.
Bahnhofstr. 33–35
73033 Göppingen

5. Über den Autor

Dr. med. Jochen Schleimer

- Geboren 1947 in Berlin
- Studium und Staatsexamen 1973 in München
- Weiterbildung in Homöopathie und Naturheilverfahren 1975 und Facharztweiterbildung zum Arzt für Neurologie und Psychiatrie 1982
- Weiterbildungsermächtigter für Homöopathie der Bayerischen Landesärztekammer
- Autor und Herausgeber weiterer Werke: »Salze des Lebens«, »Gesunde Kinder durch Homöopathie«, »Naturheilkundliche Behandlung männlicher Sexualstörungen« und »Die Therapie mit homöopathischen Urtinkturen« sowie des Tonkassetten-Programms »Wort und Musik als Arznei
- Seit 1982 in München als homöopathischer Nervenarzt niedergelassen

HERBAMED

Homöopathie Phytotherapie

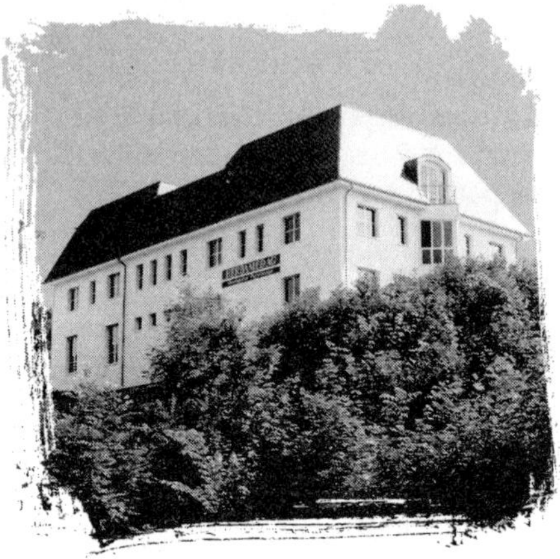

Schweizer Hersteller von homöopathischen und phytotherapeutischen Medikamenten, gegründet im Jahre 1983.

Der Qualitäts-Standard: Die Firma ist GMP-zertifiziert nach PIC und WHO – der international anerkannte Standard für pharmazeutische Hersteller.

Das Fabrikationsgebäude ist nach streng baubiologischen Grundsätzen erstellt worden. Dies ist eine wichtige Voraussetzung für die Erzielung guter homöopathischer Qualität.

Wir verwenden so weit wie möglich wildgewachsene Pflanzen aus unberührten Naturreservaten. Es ist denn auch unsere Überzeugung, dass Pflanzen an ihrem natürlichen Standort am komplettesten gedeihen. Für all jene Fälle, in denen wir kultivierte Pflanzen einsetzen müssen, stammen diese stets aus biologischem Anbau.

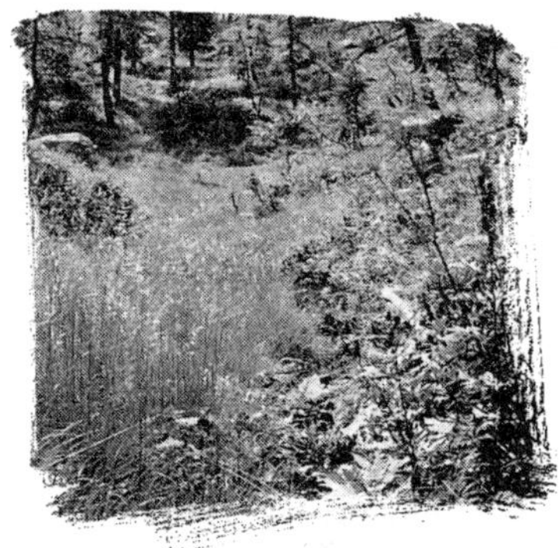

Alpwiese in den Bündner Bergen, Schweiz

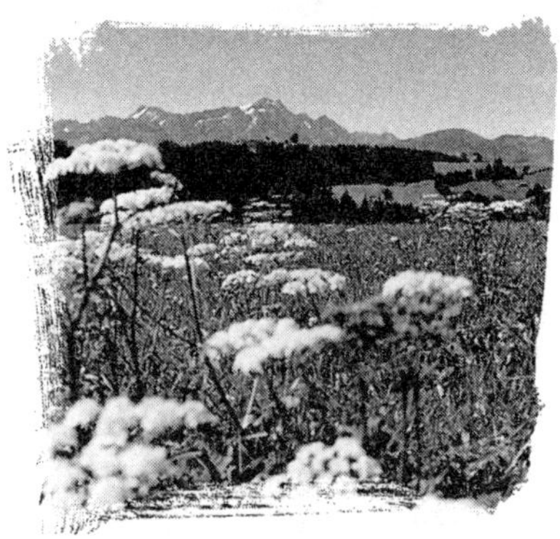

Die Appenzeller Voralpen, Schweiz